BAUCHFETT EFFEKTIV LOSWERDEN

- In kürzester Zeit zur Traumfigur –

Wie Sie effektiv abnehmen, Ihren Stoffwechsel beschleunigen, Ihre Gesundheit fördern und sich endlich in Ihrem Körper wohlfühlen

Victoria List

Bibliographische Information der Deutschen Nationalbibliothek:
Die Deutsche Nationalbibliothek verzeichnet diese Publikation in der deutschen Nationalbibliographie; detaillierte bibliographische Daten sind im Internet über http://dnb.dnb.de abrufbar.

Originale Erstauflage: 2022

Berlin 2022 / Independently published

Druck / Auslieferung: Amazon oder eine Tochtergesellschaft

Coverbild: maati.studio

ISBN: 979-8436553344

LOEWENSTEIN
– INTERNATIONAL –

Loewenstein International GmbH
Gotthardstraße 27
13407 Berlin
c/o DentalWarrior GmbH

Inhaltsverzeichnis

Einführung

Für viele Frauen ist der Bauch eine der schlimmsten Problemzonen und oft zieht er (leider) auch mehr Blicke auf sich als andere Körperbereiche. Wer sich schön und begehrenswert fühlen will, kommt an der Körpermitte oftmals nicht vorbei. Eine schlanke Taille und ein flacher Bauch gehören dafür zu den wichtigsten Voraussetzungen.

Zum Glück lässt sich der Bauch in Eigenregie in Form bringen. Wichtig hierbei zu wissen ist nur, was die Fettpölsterchen am besten zum Schmelzen bringt. Die Geheimzutaten dafür sind neben genügend Bewegung und der passenden Ernährung vor allem gezielte Übungen, die Ihre Bauchmuskeln in Form bringen. Die besten dieser Übungen möchte ich Ihnen in diesem Buch vorstellen.

Erschrecken Sie sich bitte nicht, denn es geht nicht darum, wie beim Bodybuilding die Muskeln gezielt hervortreten zu lassen und sich einen Waschbrettbauch anzutrainieren. Die Übungen sind vielmehr so ausgewählt worden, dass sie einfach und abwechslungsreich all die Muskelgruppen stärken, die rund um Ihren Bauch für eine weibliche, schöne Form sorgen.

Sie werden rund um Ihre Körpermitte mehr Fett verbrennen und schlaffe Fettröllchen durch geschmeidige Muskeln ersetzen. Zeitgleich wird Ihnen dieses Training mehr Gesundheit und Lebensfreude schenken, denn kräftige Bauchmuskeln werden Sie auch vor Haltungsproblemen schützen, Ihr inneres Bauchfett reduzieren, welches besonders schädlich ist für Ihre Gesundheit und nicht zuletzt hilft Ihnen das Bauchtraining dabei, die Lebenskraft zu entdecken, die Sie aus Ihrer Körpermitte schöpfen können.

Lassen Sie uns der Reihe nach beginnen: Was sind für Sie die wichtigsten Gründe, sich einen schlankeren Bauch zu wünschen?

Der offensichtlichste Wunsch ist für die meisten Frauen das Aussehen. Man fühlt sich mit einer schlankeren Taille einfach wohler und besser. Dabei soll es aber nicht darum gehen, so dürr wie manche Models zu werden.

Ganz im Gegenteil haben eine schlanke Taille und ein flacher Bauch den größten Reiz, wenn sie von den wohlproportionierten Rundungen von Brüsten, Hüften und Po eingerahmt werden. Dies ist sogar wissenschaftlich erwiesen. Männer finden Frauen dann am attraktivsten, wenn das Verhältnis zwischen Hüften und Taille stimmt und dann sind auch die meisten Frauen am zufriedensten mit ihrem Körper.

Von daher ist es am wirkungsvollsten, wenn Sie zunächst einmal Ihren Bauch und Ihre Taille in Form bringen.

Ein straffer Bauch ist mehr als nur ein Schönheitsideal. Aus gesundheitlicher Sicht gibt es gute

Gründe, den Bauch nicht kugelrund werden zu lassen. Wissenschaftler fanden nämlich heraus, dass speziell das innere Bauchfett der Gesundheit sehr schadet.

Es kann Hormone produzieren, die den Stoffwechsel negativ beeinflussen. Außerdem steigt ab einem gewissen Bauchumfang das Risiko, an Herz- und Gefäßkrankheiten sowie Diabetes zu erkranken.

Das gilt selbst dann, wenn man eigentlich kaum Übergewicht hat, aber einen Bauchansatz mit sich herumträgt. Deshalb gilt der Bauchumfang in der Medizin als wichtiger Indikator für das Risiko solcher Erkrankungen.

Körperfett ist nicht bei allen Menschen gleich verteilt. Bei Frauen wird das Fett meistens in den Zonen rund um den Po, Hüften und Oberschenkeln eingelagert. Dennoch kann sich das Bauchfett für Frauen als sehr gesundheitsschädlich entpuppen, vor allem dann, wenn sie ein kleines Fettpölsterchen am Bauch nicht als störend empfinden.

Das innere Bauchfett wird auch deshalb ignoriert, weil es wirklich nur am Bauchumfang zu erkennen ist. Oberflächliche Speckröllchen, die sich über den Hosenbund befinden, bestehen aus unbedenklichem, aber unschönem Unterhautfettgewebe. Inneres Bauchfett dagegen liegt unterhalb der Bauchmuskeln und lagert sich rund um die inneren Organe ab. Dadurch bläht es den Bauch sozusagen von innen auf. Um lange gesund und fit zu bleiben, ist der Bauchumfang eines der wichtigsten Zeichen für Ihren Trainingserfolg.

So messen Sie Ihren Bauchumfang richtig:

Um Ihren Bauchumfang zu messen, brauchen Sie lediglich ein Maßband.

Messen Sie Ihren Bauchumfang im Stehen und ohne Kleidung, am besten vor dem Frühstück.

Messen Sie in der Mitte zwischen dem Beckenkamm, dem höchsten an der Körperseite tastbaren Punkt des Beckenknochens und dem unteren Rippenbogen, 1-2 cm oberhalb des Bauchnabels.

Atmen Sie leicht aus und lesen Sie das Ergebnis am Maßband ab.

Ihr Bauchumfang sollte nicht mehr als 80 cm betragen. Das Gesundheitsrisiko ist ab einem Bauchumfang von 88 cm erhöht. Diese Werte gelten unabhängig von Körpergröße, Alter oder anderen Faktoren.

Neben dem Wunsch nach Schönheit und Gesundheit gibt es noch einen weiteren wichtigen Grund, etwas für Ihren Bauch zu tun, nämlich die Kraft, die Sie aus Ihrer Körpermitte schöpfen können. Im Yoga wie auch in asiatischen Kampfsportarten wird einem beigebracht, dass sich im Bauch ein wichtiges Kraftzentrum befindet, das uns bei Bedarf stets mit neuer Energie versorgen kann und dass der Bauch der Sitz der Gefühle ist.

Auch in unserer europäischen Kultur spielt die Körpermitte eine wichtige Rolle im Gefühlsleben. Kennen Sie das allseits beliebte Sprichwort „Ich habe Schmetterlinge im Bauch“ oder „Eine Entscheidung aus dem Bauch heraus zu treffen“?

Die Intuition wird oft auch als „Bauchgefühl“ beschrieben. Im Osten wie im Westen steht dabei die Erkenntnis im Vordergrund, dass unser Bauch eine zentrale Bedeutung für unser Leben hat. Nicht nur deshalb, weil seine Lage etwa in der Körpermitte ist oder im Bauch lebenswichtige Organe arbeiten, sondern weil der Bauch unser Lebensgefühl und unser Wohlbefinden maßgeblich beeinflusst.

Wenn Sie Ihren Bauch dick oder unförmig finden, ihn am liebsten ignorieren oder ständig bekämpfen, wird es Ihnen schwerfallen, in sich zu ruhen, zufrieden mit Ihrem Selbstbild zu sein und Ihre wahren Bedürfnisse anzuerkennen und auszudrücken.

Ist Ihnen nicht etwas aufgefallen? Nicht umsonst wird der Bauch gerade dann kugelrund, wenn man unglücklich ist oder ein Gefühl mit Essen versucht zu bekämpfen. Das Essen mag zwar kurzfristig helfen, aber auf lange Sicht führt es nur zu nutzlosen, ungesunden Fettpolstern. Das ist das letzte, was Sie wollen, oder?

Das alles muss natürlich nicht sein. Deshalb haben Sie schließlich dieses Buch gekauft. Durch regelmäßiges Training wird Ihr Bauch nicht nur schlank und straff, sondern es wird Ihnen dadurch viel leichter fallen, Kontakt mit Ihrer inneren Mitte aufzunehmen.

Körpertraining egal welcher Art hilft Ihnen Ihr Körpergefühl zu verbessern und ein Training gezielt für den Bauch hilft Ihnen Ihr Gefühl für die Körpermitte zu verbessern.

Ich bitte Sie, seien Sie frei von irgendwelchen Klischees und probieren Sie die Übungen in diesem Buch aus. Diese werden Ihnen dabei helfen, nicht nur Ihr Bauchgefühl zu verbessern, sondern auch Ihr Lebensgefühl auf ein neues Level zu hieven.

Was Sie über Ihren Bauch wissen sollten

Das Training mit den Bauchübungen ist relativ einfach und Sie können sie auch ohne Vorkenntnisse durchführen. Grundwissen jedoch darüber, wie ihre Bauchmuskeln aufgebaut sind und das Zusammenspiel zwischen verschiedenen Muskelgruppen wird Ihnen nicht schaden. Es wird Ihnen sogar helfen, die Übungen besser durchzuführen und auch im Alltag ein besseres Gefühl für Ihren Bauch zu bekommen.

Wenn Sie Ihren Bauch bisher vor allem als Problemzone wahrgenommen haben, ist es an der Zeit umzudenken. Ihr Bauch ist eine Kraftzentrale Ihres Körpers, falls Sie ihm die Möglichkeit dazugeben. Oft wird der Bauch getrennt vom übrigen Körper betrachtet, als der Bereich, der als erstes auf Ihre Ernährungssünden hinweist. Ihr Bauch kann jedoch viel mehr als Sie denken.

Ihr Bauch ist ein echtes Muskel- und Kraftpaket. Verschiedene Muskelschichten liegen hier übereinander, um den Körper zu stützen, die inneren Organe zu schützen und Bewegungen in verschiedene Richtungen zu ermöglichen. In der Schwangerschaft erlauben sie es sogar, ein mehrere Kilo schweres Baby auszutragen.

Die Bauchmuskeln erfüllen täglich eine wichtige Aufgabe. Gemeinsam mit der Rückenmuskulatur und dem Beckenboden bilden sie ein stützendes Korsett, das Ihr Becken und Ihre Wirbelsäule aufrecht hält. All diese Muskeln stabilisieren Ihren Rumpf, während Sie gehen, sitzen, laufen oder springen. Sie entlasten die Bandscheibe und die Wirbelsäule, indem sie stets für eine optimale Haltung sorgen, solange sie gut in Form sind.

Haltungsschäden sind durch das ständige Sitzen weit verbreitet. Es gibt kaum jemanden, der im Laufe der Zeit nicht gelegentlich an Rücken- oder Nackenschmerzen leidet. Vielen Menschen ist inzwischen bewusst, dass starke Muskeln sie vor einer schlechten Haltung und den daraus entstehenden Beschwerden schützen. Meist denkt man dabei als erstes an den Rückenmuskel. Viele vergessen aber, dass erst das Zusammenspiel der Muskel an der Körpervorder- und -rückseite für eine wirklich gute Haltung sorgen.

Dazu gehören auch die Bauchmuskeln. Sie sorgen gemeinsam mit den Beckenbodenmuskeln dafür, dass unser Becken nicht zu weit nach vorne kippt. Wenn das passiert, entsteht das bekannte Hohlkreuz, das den unteren Bereich der Wirbelsäule stark belastet. Das Gewicht eines schlaffen, vorgewölbten Bauches zieht den Körper nach vorne, sodass die Rückenmuskeln stärker dagegenhalten müssen.

All dies wirkt sich auf die oberen Körperbereiche aus, sodass das Zusammenspiel der Muskeln meist auch dort aus dem Gleichgewicht kommt. Die

Bauchmuskeln arbeiten auch auf eine andere Weise mit den Beckenbodenmuskeln zusammen: Der Beckenboden schließt den Rumpf nach unten hin ab und vor allem dient seine innere Schicht dazu, das Becken und die Wirbelsäule aufzurichten und die inneren Organe an Ihrem Platz zu halten.

Dabei wird er von den Bauchmuskeln unterstützt, denn je weniger der Bauch nach vorne hängt, umso leichter können die Beckenbodenmuskeln ihre Aufgaben erfüllen. Gleichzeitig schützen die Muskeln der Bauchdecke die inneren Organe vor Stößen oder Schlägen von vorne. Je kräftiger die Muskeln sind, desto mehr halten sie aus.

Bauch- und Beckenbodenmuskeln arbeiten nicht nur gemeinsam, sondern lassen sich auch gemeinsam trainieren. Gerade wir Frauen sollten dies ganz bewusst tun. Die Bauchmuskeln können nämlich auch gegen den Beckenboden arbeiten, indem sie Druck nach unten ausüben. Da der weibliche Beckenboden nicht so belastbar wie der eines Mannes ist, kann ein unbedachtes Training eine zu große Belastung für ihn sein.

Ein geschwächter Beckenboden wiederum führt zu typisch weiblichen Problemen wie Organsenkungen oder Blasenschwäche. Der beste Schutz davor ist das Trainieren Ihres Beckenbodenmuskels!

Die Bauchmuskeln im Überblick

Die Bauchmuskulatur besteht aus mehreren übereinanderliegenden Schichten. Durch eine Übung wie die Sit-Ups werden vor allem die geraden Bauchmuskeln trainiert, die das berühmte Sixpack formen. Wenn Sie sich jedoch einen flachen Bauch und eine schmale Taille wünschen, sollten Sie auch die übrigen Muskelschichten gezielt trainieren. Denn erst wenn alle Muskelschichten ausgewogen sind, sorgen sie für ein rundum gutes Aussehen, gute Gesundheit und ein großartiges Wohlbefinden.

Der gerade Bauchmuskel

Der gerade Bauchmuskel ist die am deutlichsten zu erkennbare Schicht der Bauchmuskulatur. Er verläuft in zwei Strängen vom Brustbein und den Rippenknorpeln links und rechts entlang der Körpermitte nach unten bis zum Schambein. Durch Querleisten ist er in mehrere Muskelbäuche unterteilt, die ihm sein waschbrettartiges Aussehen verleihen.

Zwischen den beiden Muskelsträngen verläuft die Linea alba, eine Sehnenplatte, an der die übrigen Bauchmuskeln ansetzen. Der gerade Bauchmuskel tritt immer dann in Aktion, wenn in Rückenlage der Oberkörper oder das Becken angehoben werden.

Die schrägen Bauchmuskeln

Diese Muskelschicht besteht selbst aus zwei übereinanderliegenden Schichten, den äußeren und den inneren schrägen Bauchmuskeln. Die äußeren schrägen Bauchmuskeln spannen sich auf beiden Körperseiten jeweils von den Außenseiten der unteren Rippen zum Becken zur Linea alba.

Die inneren schrägen Bauchmuskeln verlaufen schräg dazu vom Darmbeinkamm zur Linea alba und zur Innenseite der unteren Rippen.

Dadurch können die schrägen Bauchmuskeln den Rumpf zur Seite neigen oder seitlich drehen. Gleichzeitig bringen diese Muskeln Ihre Taille in Form.

Der quere Bauchmuskel

Der quere Bauchmuskel bildet die tiefste Schicht der Bauchmuskeln. Er umgibt die Taille wie ein breiter Gürtel, da er von der Körperrückseite nach vorne zur Linea alba verläuft. Dieser Muskel zieht die Bauchdecke nach innen und sorgt so für einen flachen Bauch.

Er zieht beim Husten zusammen und ist für die Bauchpresse zuständig, die bei der Geburt und beim Stuhlgang hilft. Außerdem stabilisiert er den Rumpf und unterstützt Drehbewegungen zu den Seiten. Den queren Bauchmuskel sprechen Sie beim Training am besten an, indem Sie bei allen Übungen den Bauchnabel sanft nach innen in Richtung Wirbelsäule ziehen.

Wenn Sie den queren Bauchmuskel trainieren, dürfen Sie den Beckenboden nicht vergessen. Denn wenn der quere Bauchmuskel den Bauch zusammenzieht, wird der Beckenboden einem erhöhten Druck ausgesetzt. Daher ist es wichtig, auch die Beckenbodenmuskulatur ins Training mit einzubeziehen.

Der Beckenboden

Der Beckenboden schließt das Becken nach unten hin ab. Er besteht aus verschiedenen Muskelschichten, die abwechselnd längs und quer zwischen den Beckenknochen verlaufen. Diese Muskeln sind oft starken Belastungen ausgesetzt und bei vielen Frauen geschwächt, besonders nach der Geburt eines Kindes.

Um den Beckenboden nicht zusätzlich zu strapazieren, ist es für Frauen ganz besonders wichtig, Ihre Bauchmuskeln mit Bedacht zu trainieren. Das wichtigste dabei ist, unnötigen Druck im Bauchraum zu vermeiden und die Beckenbodenmuskeln bei den Übungen ebenfalls zu aktivieren.

Dadurch werden diese wichtigen Muskeln gleich mittrainiert. Da ein starker Beckenboden die Haltung verbessert und die tieferen Schichten des Unterbauchs strafft, können Sie sich noch schneller über einen flachen Bauch freuen.

Einfach und gezielt trainieren

Auch wenn man es sich wünschen würde, einen flachen Bauch und eine schmale Taille lassen sich nicht einfach herbeizaubern, aber mit einem gezielten Training der Bauchmuskeln rücken sie schnell in greifbare Nähe. Egal ob Sie unter überflüssigen Pfunden leiden oder die Konturen einfach nur nicht straff genug sind, durch regelmäßige kurze Trainingseinheiten können Sie sich bald über eine wohlgeformte Körpermitte freuen.

Das Training beinhaltet wirkungsvolle Übungen, die sich besonders gut für ein solches Training eignen. Sie nehmen nur wenige Minuten in Anspruch und lassen sich leicht im Alltag unterbringen.

Sie können demnach auch ganz ohne Fitnessstudio, teure Ausrüstung oder einen Personal Trainer schnell sichtbare Erfolge erzielen. Wichtig ist einzig und allein, dass Sie am Ball bleiben. Denn ebenso wie ein Bauch nicht von heute auf morgen dick wird, lässt er sich leider auch nicht über Nacht wieder in Form bringen.

Mit diesem Trainingssystem wird das Durchhalten aber um einiges einfacher. Die Übungen sind so kurz und einfach durchzuführen, dass sie auch im hektischen Alltag Platz finden, einfach zwischendurch oder aber auch in fest geplanten Pausen.

Damit dies gelingt, nutzt dieses Trainingssystem bewährte Techniken wie dynamisches und statisches Training. Diese einzelnen Übungen dauern nur rund eine Minute, sind aber dafür umso intensiver. Dabei werden die meisten Übungen in zwei Phasen durchgeführt.

1. **Dynamische Phase:**

In der Ausgangsstellung führen Sie vier langsame Wiederholungen durch. Dabei nehmen Sie sich für das Anspannen der Muskeln und für das Zurückkehren in die Ausgangsstellung jeweils vier Sekunden Zeit. Eine ganze Wiederholung dauert damit etwa acht Sekunden.

2. **Statische Phase**

Zum Abschluss der Übung gehen Sie nochmals in die Endstellung und spannen die Muskeln kräftig an. Diese Spannung halten Sie acht Sekunden lang ohne jede Bewegung, während Sie ruhig weiteratmen.

Die vier Wiederholungen der dynamischen Phase und die statische Phase dauern zusammen etwa 40 Sekunden, kurz genug also, um sich danach noch etwas Zeit zum Entspannen zu nehmen. Das wichtigste ist, dass Sie die Übungen langsam und bewusst durchführen.

Das Geheimnis dieses Trainingssystems ist, dass die Übungen im Zeitlupentempo durchgeführt werden.

Langsame, bewusste Bewegungen erfordern wesentlich mehr Muskelarbeit und Koordination als ein schnelles, ruckartiges Training.

Gleichzeitig erlaubt Ihnen das Zeitlupentempo die Bewegungen bewusster durchzuführen und die Bewegungsabläufe korrekt einzuhalten. Dadurch ist das Training wesentlich schonender und die Muskeln werden in jeder Bewegungsphase optimal belastet.

Der Isomatrik-Trick

Bei isometrischem Training wird die Muskelspannung für einige Sekunden ohne jede Bewegung gehalten, sodass die Muskeln statische Arbeit leisten müssen. Vor allem bei Neulingen führt dieses Prinzip meist zu schnellen Erfolgen. Diese Technik wird auch in der statischen Phase genutzt, um das Training noch wirksamer zu machen.

Zusätzlich finden Sie im Praxisteil einige Übungen, bei denen rein isometrisch Muskelspannung aufgebaut wird. Sie sind besonders schonend und dabei ebenso effektiv!

Wann Sie besser nicht trainieren sollten

Wie bei jeder Form von körperlichem Training gibt es auch bei diesem Trainingssystem einige Vorkehrungen, die Sie unbedingt beachten müssen.

Falls Sie Beschwerden im Bereich des Bauches, des Beckens oder der Lendenwirbelsäule haben, fragen Sie bitte Ihren Arzt, bevor Sie mit dem Training beginnen.

Während und auch noch einige Zeit nach der Schwangerschaft gelten für das Bauchtraining besondere Regeln. Üben Sie während dieser Zeit nur in Absprache mit Ihrem Arzt oder Ihrer Hebamme. Insbesondere sind Bauchübungen kein Ersatz für die Rückbildungsgymnastik, die nach der Geburt stets an erster Stelle steht.

Bei Herz-Kreislauf-Erkrankungen, Erkältungskrankheiten und akuten Infektionen gilt grundsätzlich, dass Sie auf körperliches Training besser verzichten.

Das hält den Bauch in Form

Bauchübungen sind sehr wirkungsvolle Helfer auf dem Weg zu einem schlanken und straffen Bauch. Sie sind jedoch auch kein Allheilmittel, denn selbst mit den besten Übungen lässt sich ein Lebensstil, der den Bauch unweigerlich wachsen lässt, auf Dauer kaum ausgleichen. Daher ist es wichtig zu wissen, wie das unerwünschte Bauchfett entsteht, denn so können Sie schon mit kleinen Veränderungen im Alltag neuen Fettpölsterchen vorbeugen und sich noch schneller über einen wohlgeformten, straffen Bauch freuen.

Die häufigsten Ursachen für einen kugelrunden Bauch sind zum einen Bewegungsmangel und zum anderen die falsche Ernährung. Das ist vermutlich nichts Neues für Sie. Wer sich einen schlanken Bauch wünscht, lernt meist schnell unzählige Sportprogramme und Diätvorschläge kennen.

Das ist zwar lästig, aber der Grundgedanke ist dennoch sinnvoll. Jedoch gibt es noch weitere Faktoren, die den Bauchumfang beeinflussen wie beispielsweise eine geerbte Veranlagung, altersbedingte Veränderungen im Stoffwechsel oder sogar Stress.

Ihr Bewegungspensum und Ihre Ernährung sind die Faktoren, die Sie am einfachsten verändern und beeinflussen können, auch wenn es manchmal etwas Überwindung kostet.

Der Trick dabei ist, nicht zu viel auf einmal zu wollen, sondern nach und nach kleine Veränderungen einzuführen und beizubehalten. Kleine Erfolgsfaktoren, die Ihnen Schritt für Schritt dabei helfen, nicht nur einen flachen Bauch zu bekommen, sondern auch Ihren Traumkörper zu erreichen.

Dafür benötigen Sie weder eine Crash-Diät noch eine Premium Mitgliedschaft in einem Fitnessstudio in Ihrer Nähe.

Unser Körper wird durch die moderne Zeit schon genötigt zuzunehmen. Die meiste Zeit des Tages sitzen wir nur rum. Dadurch verbrauchen wir weit weniger Energie, als wir beim Essen zu uns nehmen. Der Kalorienüberschuss wird als Fettpolster gespeichert. Diese wachsen umso schneller, je weniger wir uns bewegen.

Mehr Bewegung bekommen Sie allein schon dadurch, dass Sie regelmäßig mit den Übungen in diesem Buch trainieren. Nutzen Sie außerdem jede Gelegenheit, die sich Ihnen bietet, im Alltag aktiv zu sein und sich zu bewegen. Nehmen Sie die Treppen statt des Liftes, fahren Sie Fahrrad statt Auto, denn jede kleine Bewegungseinheit zählt.

Wenn Sie zusätzlich sportlich aktiv werden möchten, empfehle ich Ihnen verschiedene Ausdauersportarten. Achten Sie vor allem darauf, dass Sie eine Sportart ausüben, die Ihnen Spaß macht. Falls Nordic Walking oder Joggen einfach nichts für Sie ist, werden Sie die Laufschuhe früher oder später an den Nagel hängen.

Mögliche Alternativen sind beispielsweise Radfahren, Schwimmen, Inline-Skaten oder Langlaufen. Beachten Sie ebenfalls Ihre Leistungsgrenze. Wer sich sehr schnell überfordert, verliert auch sehr schnell jede Lust am Training.

Um Ihren Bauchumfang in den Griff zu bekommen, müssen Sie nicht damit beginnen, irgendwelche Kalorientabellen auswendig zu lernen. Dass eine Sahnesoße dicker macht als ein Salat, sollte hinlänglich klar sein. Natürlich gibt es auch Nahrungsmittel, die wegen ihres hohen Kaloriengehalts besser nur selten auf dem Speiseplan stehen sollten.

Dazu gehören vor allem Fast Food, Softdrinks, Fettes und Süßes. Auch Light-Produkte sind mit Vorsicht zu genießen. Was Sie an Fett einsparen, steckt oft zusätzlich an Zucker drin. Der beruhigende Aufdruck „light“ oder „fettarm“ verführt dazu, mehr davon zu essen als nötig, so sind es aber mehr Kalorien geworden als gedacht.

Wichtiger als die Auswahl der Lebensmittel ist, wie viel Kalorien Sie sich am Tag zuführen.

Nicht selten ist es der Fall, dass nur der regelmäßige Nachschlag den Bauch anwachsen lässt. Spüren Sie in Ihren Bauch hinein, um besser wahrzunehmen, wann der Magen ausreichend gefüllt ist, und hören Sie dann mit dem Essen auf, egal wie lecker es auch schmecken mag.

Die Übungen im Buch werden Ihnen dabei helfen, ein besseres Bauchgefühl zu entwickeln, sodass Ihnen dies im Laufe der Zeit immer einfacher fallen wird.

Die wichtigsten Tipps rund um das Training

Die folgenden Informationen sind alles, was Sie noch wissen müssen, bevor Sie mit den Übungen beginnen können. Alles Weitere finden Sie in den Übungsbeschreibungen. Bitte lesen Sie sie stets aufmerksam durch und beachten Sie alle Hinweise, um die Übungen korrekt durchzuführen.

Am einfachsten lässt es sich in Ihren eigenen vier Wänden trainieren. Dort sind Sie ungestört und Sie finden sicher einen Platz, der Ihnen genügend Bewegungsspielraum lässt. Auch wenn es verlockend ist, das Bett oder das Sofa sind in der Regel nicht der günstigste Ort zum Üben, denn sie sind normalerweise so weich, dass Ihr Körper regelrecht darin einsinkt und Sie viele Übungen gar nicht mehr richtig durchführen können. Falls Ihr Bett nicht gerade aus einem harten Futon besteht, führen Sie Ihr Training am besten auf dem Fußboden aus.

Es wäre ideal, wenn Sie während der Übungen nicht abgelenkt werden und sich ganz auf die Bewegungen konzentrieren. Lüften Sie den Raum außerdem vor dem Üben kurz, um für genügend frischen Sauerstoff zu sorgen.

Da das Training so wenig Zeit beansprucht, können Sie es eigentlich fast jederzeit in Ihrem Tagesablauf unterbringen. Den meisten Menschen fällt es besonders leicht, morgens oder am Vormittag körperlich aktiv zu werden.

Ebenso gut können Sie auch in der Mittagspause oder abends nach dem Feierabend eine kleine Trainingseinheit absolvieren. Grundsätzlich empfiehlt es sich noch, die folgenden Tipps zu beachten:

Alles, was Sie für die Übungen brauchen, ist ein wenig Platz und bequeme Kleidung.

Trainieren Sie nicht direkt nach einer größeren Mahlzeit. Lassen Sie Ihrem Körper mindestens eine Stunde Zeit zum Verdauen, bevor Sie aktiv werden.

Führen Sie die Übungen nicht kurz vor dem Schlafengehen durch. Auch wenn Sie nur kurz trainieren, kommt Ihr Kreislauf in Schwung und Sie können höchstwahrscheinlich eine Weile nicht einschlafen.

Planen Sie regelmäßige Termine für Ihre Workouts ein. Das hilft Ihnen durchzuhalten und erste Erfolge zu erzielen. Natürlich können Sie zwischendurch jederzeit eine kleine Übung zusätzlich einlegen, so erreichen Sie Ihr Ziel noch viel schneller.

Das Wichtigste zum Schluss: Es ist nicht so entscheidend, wann Sie trainieren, sondern dass Sie es regelmäßig tun. Kurze, aber regelmäßige Workouts sind wirkungsvoller als nur gelegentliche lange.

Es wäre ideal, wenn Sie zwei bis drei Mal die Woche trainieren könnten. So haben Ihre Muskeln genügend Zeit, um sich zwischendurch zu erholen und die Wirkung der Übungen wird bald sichtbar sein. Vor allem zu Beginn des Trainings neigen viele Menschen dazu, zu schnell zu viel erreichen zu wollen und der folgende Muskelkater verdirbt ihnen dann den Spaß am Weitermachen. Trainieren Sie also von Anfang an weder zu oft noch zu selten, sondern in regelmäßigen Abständen.

Für das Training reicht es völlig aus, wenn Sie eine geeignete Unterlage haben. Sie brauchen weder eine komplette Ausrüstung noch spezielle Kleider. Falls bei einer Übung stehen sollte, dass Sie bestimmte Dinge benötigen, können Sie sich einfach in Ihrem eigenen Haushalt bedienen und jeweilige Gegenstände für das Training benutzen. Näheres erfahren Sie in den jeweiligen Abschnitten.

Achten Sie bei Ihrer Kleidung darauf, dass Sie atmungsaktiv ist und vor allem den Bauch nicht einschnürt. Außerdem ist es von Vorteil, wenn Sie das Training in einer bequemen Kleidung durchführen.

Enge Hosen oder Blusen erschweren das Durchführen der Übungen. Falls Sie im Büro oder unterwegs üben möchten, öffnen Sie nach Möglichkeit den Gürtel sowie alle einengenden Kleidungsstücke und ziehen Sie am besten auch die Schuhe aus.

Die meisten Übungen werden im Liegen durchgeführt. Um Ihren Rücken und Ihre Gelenke zu schonen, verwenden Sie als Unterlage am besten eine Übungs-, Yoga- oder Isomatte, vor allem auf harten oder kalten Böden. Zur Not können Sie auch einen dicken Teppich, eine zusammengefaltete Decke oder ein großes Handtuch nutzen.

Schmerzen durch einen zu harten Untergrund können den Spaß am Training sehr schnell verderben. Daher lohnt es sich, eine geeignete Übungsmatte zu besorgen, die jeden Bodenkontakt gut dämpft und Ihren Rücken schützt.

Achten Sie auf die Signale Ihres Körpers. Sie haben ein bestimmtes Ziel vor Augen: Sie möchten sich in kurzer Zeit und mit wenig Aufwand einen schlanken Bauch antrainieren. Sie haben mit diesem Trainingssystem ein hervorragendes Mittel gefunden, um diesem Ziel näher zu kommen. Nun geht es darum, mit der richtigen Einstellung an das Training heranzugehen, denn wer die Übungen einfach nur abarbeitet oder sich zu verbissen in das Training stürzt, wird die Motivation nicht lange aufrechterhalten können.

Eine gute Beziehung zum eigenen Körper schützt uns normalerweise vor belastendem Verhalten. Dasselbe gilt für eine Beziehung zu Ihrem Bauch. Sie wissen bereits, dass er eine zentrale Rolle für Ihr Wohlbefinden und Ihre Gesundheit spielt. Ein bewusstes Training wird Ihnen dabei helfen, dies auch ganz konkret zu spüren.

So wird es Ihnen auch im Alltag leichter fallen, die Signale Ihres Körpers und besonders Ihres Bauches wahrzunehmen. Es wird Ihnen schneller auffallen, wenn Sie ihn durch eine schlechte Haltung belasten oder zu viel oder das Falsche essen.

Versuchen Sie während den Übungen immer in Ihren Bauch und Ihre Muskeln hineinzufühlen. So bekommen Sie auch schnell ein Gefühl für Ihre Belastungsgrenzen, die Sie respektieren sollten. Ein leichtes Brennen in den Muskeln ist ganz normal, aber große Schmerzen sind ein Warnsignal. Auch falls sich während einer Übung Unwohlsein, Schwindel oder Atemnot einstellen, brechen Sie sie sofort ab.

Sie müssen für sich herausfinden, welche Intensität zu Ihnen passt. Die Übungen in diesem Buch haben verschiedene Schwierigkeitsgrade. Je nach Trainingsstand können Sie sich so die passenden Übungen heraussuchen, die Sie fordern, aber nicht überfordern. Der Schwierigkeitsgrad ist bei jeder Übung angegeben:

- leichte und sehr leichte Intensität
- >> mittlere Intensität
- >>> hohe bis sehr hohe Intensität

Sie können außerdem die Anzahl der Wiederholungen verändern oder die statische Phase am Ende der jeweiligen Übung verkürzen. Wichtiger als die Intensität ist aber die korrekte Ausführung. Verzichten Sie deshalb darauf, möglichst schwierige Übungen auszuwählen. Tasten Sie sich an Ihre Leistungsgrenze heran, aber überschreiten Sie diese nicht sofort.

Sie sollten außerdem darauf achten, während dem Training richtig zu atmen. Während Sie ausatmen, spannen Sie Ihre Muskeln an. Beim Einatmen lockern Sie die Spannung wieder. Im Rhythmus mit dem Atem fallen die Übungen um einiges leichter und Ihre Muskeln werden so besser mit dem nötigen Sauerstoff versorgt.

Achten Sie auch darauf, Ihren Atmen immer ganz natürlich fließen zu lassen. Verzichten Sie insbesondere darauf, die Luft anzuhalten, denn das treibt nicht nur den Blutdruck in die Höhe, sondern es erhöht auch den Druck im Bauchraum, was wiederum schlecht für den Beckenboden ist.

Vor allem in der statischen Phase der Übungen ist es manchmal nicht gerade leicht, ruhig weiter zu atmen, aber hier ist es besonders wichtig. Atmen Sie möglichst durch die Nase. Nur bei besonders anstrengenden Übungen können Sie auch die Nase ein- und durch den Mund ausatmen.

Ihr Atem dient somit auch als Anzeiger, ob eine Übung zu anstrengend für Sie und Ihre Bauchmuskeln ist. Weichen Sie also im Zweifelsfall lieber auf eine einfachere Übung aus, wenn Ihr Atem allzu sehr ins Stocken gerät.

Die besten Bauchübungen

Den Bauch spüren

Schwierigkeitsgrad: leichte und sehr leichte Intensität

Was macht diese Übung aus?

Diese Übung dient als Vorbereitung für die folgenden Übungen. Sie wird Ihnen dabei helfen, sich in Ihre Bauchmuskeln einzufühlen und die Muskelschichten sowie den Beckenboden zu aktivieren. Vor allem für Anfänger ist diese Übung ideal als Einleitung für jede Trainingseinheit.

Ausgangsstellung

Die Übung wird im Liegen durchgeführt. Verwenden Sie eine Unterlage, um Ihren Rücken zu schonen.

Legen Sie sich auf den Rücken. Blicken Sie gerade nach oben. Legen Sie Ihre Arme ausgestreckt neben Ihren Körper. Die Handflächen zeigen nach oben.

Winkeln Sie Ihre Beine an und stellen Sie Ihre Füße etwa hüftbreit nebeneinander auf. Auch Ihre Knie sind hüftbreit geöffnet.

Atmen Sie tief und gleichmäßig und spüren Sie, wie sich Ihre Bauchdecke dabei sanft hebt und senkt.

So wird es gemacht

Während Sie ausatmen, spannen Sie Ihre Bauchmuskeln und Ihren Beckenboden an. Ziehen Sie den Bauchnabel sanft nach innen und machen Sie Ihren Unterbauch ganz flach. Gleichzeitig spannen Sie Ihre Beckenbodenmuskeln leicht an und ziehen sie nach innen und nach oben.

Stellen Sie sich dabei vor, wie Ihr Steißbein in Richtung Ihres Bauchnabels zieht und rollen Sie Ihr Becken leicht nach oben, bis Ihr unterer Rücken ganz flach auf dem Boden liegt.

Beim Einatmen lockern Sie die Muskelspannung und rollen das Becken zur Ausgangsstellung zurück.

Nach der vierten Wiederholung spannen Sie nochmals die Bauch- und Beckenbodenmuskeln an und rollen Ihr Becken in die Endstellung. Halten Sie die Muskelspannung etwa acht Sekunden lang an und atmen Sie dabei langsam und gleichmäßig weiter.

Danach lösen Sie die Muskelspannung. Bleiben Sie noch etwas liegen und spüren Sie die Wirkung in vollen Zügen

Beachten Sie auch

Sie können Ihre Hände auch flach auf Ihren Bauch legen, um die Muskelspannung besser wahrzunehmen.

Lassen Sie während der Übung Ihre Po-Muskeln ganz entspannt. So fällt es Ihnen leichter, die Muskeln des Beckenbodens anzuspannen.

Dehnen und entspannen

Schwierigkeitsgrad: leichte und sehr leichte Intensität

Was macht diese Übung aus?

Auch diese Übung dient dazu, Ihnen bei der Wahrnehmung Ihrer Bauchmuskeln zu helfen. Gleichzeitig massiert sie die inneren Organe und regt die Verdauung an. Die Übung eignet sich ideal als Abschluss jeder Trainingseinheit, da sie die Bauchmuskeln dehnt und Ihnen beim Entspannen hilft.

Ausgangsstellung

Die Übung wird in der Rückenlage durchgeführt. Bitte achten Sie auch bei dieser Übung darauf, dass die Unterlage gut gepolstert, aber nicht zu nachgiebig ist, damit Sie nicht zu sehr einsinken.

Legen Sie sich auf den Rücken und strecken Sie die Beine lang aus. Ihre Füße sind etwa hüftbreit geöffnet. Ihr Kopf liegt in der natürlichen Verlängerung der Wirbelsäule und Ihr Blick ist auch hier nach oben gerichtet.

Strecken Sie Ihre Arme weit bis hinter den Kopf aus und atmen Sie tief durch. Dann strecken Sie gleichzeitig mit dem Ausatmen Ihre Arme und Beine so weit wie möglich auseinander, sodass Ihr ganzer Körper gedehnt wird.

Beim Einatmen nehmen Sie die Dehnung etwas zurück, beim nächsten Ausatmen verstärken Sie sie wieder. Spüren Sie dabei nach, wie sich Ihre Bauchdecke dehnt. Wiederholen Sie das Dehnen mindestens vier Atemzüge lang.

Danach nehmen Sie die Dehnung ganz zurück. Bringen Sie Ihre Arme wieder neben Ihren Körper und winkeln Sie die Beine an. Ziehen Sie Ihre Knie so weit wie möglich zur Brust und schließen Sie Ihre Arme um Ihre angewinkelten Beine.

Ziehen Sie Ihre Beine im Rhythmus mit dem Atem an Ihren Körper. Beim Ausatmen ein wenig näher und beim Einatmen lassen Sie wieder etwas locker. Atmen Sie dabei weiter bis tief in den Bauch hinein.

Wiederholen Sie auch dies mindestens vier Atemzüge lang. Danach lösen Sie die Stellung auf.

Beachten Sie auch

Achten Sie beim Dehnen darauf, nicht unwillkürlich ins Hohlkreuz zu fallen. Strecken Sie Ihre Beine vom Körper weg, ohne dabei Ihr Becken zu kippen.

In der zweiten Übungsphase rollen Sie das Becken mit den Beinen leicht nach oben. Dabei drückt sich die Lendenwirbelsäule flach gegen die Unterlage.

Gerade Sit-Ups

Schwierigkeitsgrad: leichte und sehr leichte Intensität

Was macht diese Übung aus?

Diese Übung kräftigt vor allem die geraden Muskeln, die für das Sixpack sorgen. Bei allen Sit-Up-Übungen ist es besonders wichtig, die tiefe Bauchmuskulatur und den Beckenboden bewusst mit anzuspannen. Diese einfache Variante hilft Ihnen dabei, dies korrekt einzuüben.

Ausgangsstellung

Die Übung wird im Liegen durchgeführt. Trainieren Sie auf einer Unterlage, um Ihren Rücken zu schonen.

Legen Sie sich auf den Rücken und Ihr Blick ist wieder nach oben gerichtet.

Winkeln Sie Ihre Beine an und stellen Sie Ihre Füße etwa hüftbreit auf. Ihre Knie sind hüftbreit geöffnet.

Legen Sie Ihre Arme locker neben Ihrem Körper ab. Ihre Handflächen weisen zum Boden.

Spannen Sie Ihre Bauchmuskeln leicht an, sodass Ihr unterer Rücken gegen die Unterlage gedrückt wird. Ziehen Sie Ihren Bauchnabel sanft nach innen und spannen Sie auch Ihren Beckenboden leicht an.

So wird es gemacht

Atmen Sie aus und heben Sie dabei Ihren Kopf und Ihre Schulter langsam vom Boden ab. Ziehen Sie Ihr Kinn dabei nicht zur Brust, sondern stellen Sie sich vor, dass Sie an Brustbein und Stirn senkrecht nach oben gezogen werden.

Beim Einatmen senken Sie Ihren Körper ebenso langsam wieder ab und lockern dabei die Muskelspannung.

Am Ende der letzten Wiederholung spannen Sie nochmals kräftig die Bauchmuskeln an und gehen für acht Sekunden in die Endstellung. Atmen Sie dabei ruhig und gleichmäßig weiter.

Danach legen Sie Ihren Oberkörper und Kopf langsam auf dem Boden ab. Strecken Sie sich bequem aus und entspannen Sie sich.

Beachten Sie auch

Führen Sie die Übung nicht mit Schwung durch, sondern langsam und bewusst nur mit der Kraft Ihrer Muskeln.

Heben Sie Ihren Oberkörper nur so weit an, bis sich die Schulterblätter gerade eben von der Unterlage lösen.

Drücken Sie Ihren unteren Rücken während der gesamten Übung fest gegen den Boden, damit Sie nicht ins Hohlkreuz kommen.

Katzenbuckel

Schwierigkeitsgrad: leichte und sehr leichte Intensität

Was zeichnet diese Übung aus?

Diese Übung kräftigt nicht nur Ihre Bauchmuskeln, sondern auch Ihren Rücken und Ihren Beckenboden.

Ausgangsstellung

Die Übung wird im Vierfüßler stand durchgeführt. Üben Sie am besten auf einer gepolsterten, aber nicht zu weichen Unterlage, um Ihre Knie und Ellenbogen zu schonen.

Lassen Sie sich auf Ihre Knie nieder und stützen Sie sich mit den Unterarmen auf dem Boden ab. Ihre Knie entstehen etwa hüftbreit nebeneinander, die Füße sind nach hinten ausgestreckt. Ihre Ellenbogen befinden sich senkrecht unter Ihren Schultern und Ihre Unterarme weisen parallel zueinander nach vorne.

Spannen Sie die Muskeln von Bauch und Rücken leicht an, um den Rücken zu stabilisieren. Halten Sie Ihren Kopf in natürlicher Verlängerung der Wirbelsäule. Ihr Blick ist auf den Boden gerichtet.

So wird es gemacht

Atmen Sie aus und wölben Sie dabei Ihren Rücken langsam in einem Katzenbuckel nach oben. Spannen Sie dabei Ihre Bauchmuskeln noch etwas kräftiger an. Spannen Sie gleichfalls Ihren Beckenboden an, indem Sie ihn nach innen in Richtung Ihres Bauchnabels ziehen.

Beim Einatmen lockern Sie die Muskelspannung und kehren in die Ausgangsstellung zurück, sodass Ihr Rücken und Ihr Kopf wieder eine gerade Linie bilden. Bleiben Sie so weit in Muskelspannung, dass Ihr Rücken nicht durchhängt.

Wiederholen Sie die Übung mindestens viermal hintereinander. Danach rollen Sie sich seitlich ab und legen sich bequem auf den Rücken, um sich einige tiefe Atemzüge lang zu entspannen und in Ihren Bauch hineinzufühlen.

Beachten Sie auch

Spannen Sie Ihre Bauch- und Beckenbodenmuskeln bei jedem Ausatmen bewusst an. Je langsamer Sie die Übung durchführen, desto besser aktiviert sie alle Muskeln.

Achten Sie beim Einatmen darauf, nicht ins Hohlkreuz zu geraten. Lassen Sie Ihren Rücken niemals durchhängen.

Bei Kniebeschwerden legen Sie am besten ein weiches Kissen unter.

Seitliche Sit-Ups

Schwierigkeitsgrad: leichte bis sehr leichte Intensität

Was zeichnet diese Übung aus?

Diese Sit-Ups trainieren gezielt die schrägen Bauchmuskeln, welche wichtig sind, um den Bauch rundum in Form zu bringen. Die geraden Bauchmuskeln werden dabei ebenfalls gekräftigt.

Ausgangsstellung

Führen Sie die Übung auf einer gepolsterten, aber stabilen Unterlage durch.

Legen Sie sich auf den Rücken und stellen Sie Ihre Beine auf. Ihre Füße stehen etwa hüftbreit nebeneinander. Drücken Sie Ihre Fersen fest gegen die Unterlage.

Strecken Sie Ihre Arme in Richtung Ihrer Knie aus und überkreuzen Sie sie. Ihre Handflächen weisen nach außen.

Spannen Sie Ihre Bauchmuskeln und Ihren Beckenboden leicht an und heben Sie Ihren Kopf und Ihre Schultern ein kleines Stück vom Boden ab.

So wird es gemacht

Beim Ausatmen heben Sie Kopf und Ihre Schultern noch etwas weiter vom Boden ab. Gleichzeitig strecken Sie Ihren linken Arm diagonal über Ihren

Bauch zur Außenseite Ihres rechten Knies. Ihre linke Schulter folgt dabei der Bewegung Ihres Armes.

Beim Einatmen gehen Ihr Arm und Ihre Schulter zurück in die Ausgangsstellung und Sie lassen Kopf und Schulter ein kleines Stückchen sinken, ohne sie jedoch auf dem Boden abzulegen.

Nach der letzten Wiederholung gehen Sie nochmals in die Endstellung und halten diese zum Abschluss acht Sekunden lang. Atmen Sie dabei ruhig und gleichmäßig weiter.

Danach lösen Sie die Stellung. Entspannen Sie sich einige Atemzüge lang. Wiederholen Sie anschließend die Übung dann mit dem rechten Arm zur anderen Seite.

Beachten Sie auch

Drücken Sie Ihren unteren Rücken während der gesamten Übung fest gegen die Unterlage, um Ihre Lendenwirbelsäule zu entlasten.

Führen Sie die Bewegung langsam und kontrolliert durch. Führen Sie die Übung nicht mit Schwung durch, sondern langsam und bewusst nur mit der Kraft Ihrer Muskeln.

Ihr Becken und Ihre Beine bleiben während der Übung in der Ausgangsstellung. Achten Sie darauf, dass Ihre Knie nicht zur Seite neigen.

Seitstütz

Schwierigkeitsgrad: leichte bis sehr leichte Intensität

Was zeichnet diese Übung aus?

Diese Übung bringt gezielt die Taille in Form. Sie kräftigt die seitlichen Bauchmuskeln und ist eine gute Ergänzung zu allen Sit-Up-Übungen. Als kleines Extra werden außerdem die Muskeln an den Außenseiten der Oberschenkel mittrainiert.

Ausgangsstellung

Diese Übung führen Sie in der Seitenlage durch. Wählen Sie eine Unterlage, auf der Sie stabil liegen.

Strecken Sie sich auf Ihrer rechten Seite aus. Stützen Sie sich mit dem rechten Unterarm senkrecht unterhalb Ihrer Schulter ab. Drücken Sie sich dabei aktiv mit der Schulter hoch. Ihre linke Hand stützen Sie in der Hüfte ab.

Spannen Sie Ihre Bauchmuskeln an und strecken Sie Ihre Brust leicht heraus, sodass Ihr Rücken gerade ist.

Ihre Beine liegen aufeinander und die Oberschenkel liegen auf einer Linie mit Ihrem Rumpf. Ihre Knie sind im rechten Winkel nach hinten gebeugt.

So wird es gemacht

Atmen Sie aus und heben Sie Ihr Becken dabei langsam vom Boden ab, bis Ihr Körper vom Kopf bis zu den Knien eine gerade Linie bildet. Die Unterschenkel ruhen auf der Unterlage.

Beim Einatmen lassen Sie Ihr Becken wieder bis dicht über den Boden sinken, ohne es jedoch ganz abzulegen.

Nach der letzten Wiederholung heben Sie Ihr Becken nochmals für acht Sekunden in die Endstellung. Achten Sie dabei darauf, nicht die Luft anzuhalten.

Danach lassen Sie Ihr Becken auf den Boden sinken und rollen sich bequem auf den Rücken. Entspannen Sie sich einige Atemzüge und wiederholen Sie die Übung auf der anderen Seite.

Beachten Sie auch

Spannen Sie während der Übung bewusst Ihre Schultermuskeln an und stemmen Sie sich leicht und in einer fließenden Bewegung in die Höhe. Achten Sie darauf, sich auch bei der Bewegung nicht auf Ihre Schulter sinken zu lassen.

Falls Sie unter Schulterbeschwerden oder -schmerzen leiden, sollten Sie auf diese Übung verzichten.

Beckenheben

Schwierigkeitsgrad: leichte bis sehr leichte Intensität

Was zeichnet diese Übung aus?

Das Beckenheben trainiert den unteren Bereich der geraden Bauchmuskeln besser als normale Sit-Ups. Diese Muskeln sind für einen schönen Bauch sehr wichtig, denn sie stützen ihn, sodass er sich nicht so leicht nach vorne wölbt.

Ausgangsstellung

Die Übung wird in der Rückenlage durchgeführt. Üben Sie auf einer festen, aber gut gepolsterten Unterlage, um Ihren Rücken zu schonen.

Strecken Sie sich auf dem Rücken aus. Ihre Arme liegen ausgestreckt neben dem Körper, die Handflächen weisen nach oben. Ihr Blick ist nach oben zur Zimmerdecke gerichtet.

Winkeln Sie Ihre Beine an und heben Sie Ihre Füße vom Boden. Heben Sie Ihre Beine, bis sich Ihre Knie senkrecht über Ihren Oberschenkeln befinden. Ober- und Unterschenkel bilden einen rechten Winkel und die Beine sind eng geschlossen.

So wird es gemacht

Atmen Sie aus, spannen Sie die unteren Bauchmuskeln und den Beckenboden an und rollen Sie Ihr Becken ein kleines Stück vom Boden hoch. Dabei bewegen sich Ihre Knie in Richtung Ihrer Brust. Ihre Beine bleiben bei der Bewegung geschlossen und im rechten Winkel gebeugt.

Beim Einatmen senken Sie Ihr Becken kontrolliert wieder bis dicht über den Boden, legen es aber nicht völlig ab.

Gehen Sie am Ende der letzten Wiederholung nochmals für acht Sekunden in die Endstellung und halten Sie die Muskelspannung.

Zum Abschluss der Übung lassen Sie Ihr Becken langsam zurück auf den Boden sinken und setzen die Füße wieder auf. Strecken Sie sich lang aus und atmen Sie einige Male tief bis in den Bauch hinein durch, während Sie sich entspannen.

Beachten Sie auch

Achten Sie darauf, die Übung auf keinen Fall mit Schwung oder ruckartig durchzuführen! Je langsamer und kontrollierter Sie üben, desto mehr werden Ihre Muskeln gefordert und desto schneller setzt die Wirkung ein.

Halten Sie während der Übung keinesfalls den Atem an, sondern atmen Sie stets langsam und gleichmäßig weiter.

Kniedrücken

Schwierigkeitsgrad: leichte bis sehr leichte Intensität

Was zeichnet diese Übung aus?

Diese Übung kräftigt die Bauchmuskeln nicht nur, sondern hilft Ihnen auch dabei, diese besser zu spüren. Bei dieser Übung findet keine sichtbare Bewegung statt, trotzdem hat sie eine spürbare Wirkung.

Ausgangsstellung

Begeben Sie sich in die Rückenlage. Üben Sie auf einer gepolsterten Unterlage.

Winkeln Sie Ihre Beine ein. Heben Sie die Füße vom Boden, sodass sich Ihre Knie über Ihrer Hüfte befinden und Ober- und Unterschenkel einen rechten Winkel bilden. Ihre Beine sind dabei geschlossen.

Legen Sie Ihre Hände nahe dem Knie auf Ihre Oberschenkel. Ihre Arme sind leicht angewinkelt. Ihre Ellenbogen weisen nach außen und Ihre Fingerspitzen zeigen zueinander.

Ihr Blick ist nach oben gerichtet.

So wird es gemacht

Atmen Sie aus und drücken Sie dabei mit Ihren Händen fest gegen Ihre Oberschenkel. Gleichzeitig spannen Sie die Bauchmuskeln und den Beckenboden an und halten mit den Oberschenkeln dagegen, sodass sich Ihre Oberschenkel nicht von der Stelle bewegen. Achten Sie außerdem auf Ihren Atem, pressen Sie nicht während der Muskelspannung.

Beim Einatmen lösen Sie den Druck wieder ein wenig, ohne ihn allerdings ganz aufzuheben.

Am Ende der letzten Wiederholung verstärken Sie die Muskelspannung nochmals für acht Sekunden. Atmen Sie dabei gleichmäßig und langsam weiter.

Lösen Sie danach die Haltung auf und strecken sich auf dem Boden aus. Schütteln Sie Ihre Arme und Beine kurz aus und bleiben Sie noch einige Atemzüge lang liegen, um sich zu entspannen.

Beachten Sie auch

Drücken Sie während der gesamten Übung Ihren unteren Rücken fest gegen den Boden, damit Sie nicht ins Hohlkreuz kommen.

Achten Sie außerdem darauf, den Druck zwischen Armen und Beinen gleichmäßig aufzubauen, sodass Sie Ihre Beine niemals wegdrücken.

Ziehen Sie Ihr Kinn während der Übung leicht zurück in Richtung Ihrer Brust, um den Nacken gestreckt zu halten.

Hüftrollen

Schwierigkeitsgrad: leichte bis sehr leichte Intensität

Was zeichnet diese Übung aus?

Mit dieser Übung trainieren Sie vor allem die seitlichen Bauchmuskeln. Gleichzeitig entspannt und dehnt die Übung den Rücken. Außerdem macht Sie das Becken beweglicher. Die Übung eignet sich sehr gut, um in Bauch und Becken hineinzufühlen und sich besser wahrnehmen zu lernen.

Ausgangsstellung

Die Übung wird in der Rückenlage durchgeführt. Die Unterlage sollte nicht zu weich, aber gut gepolstert sein, um den Rücken zu schonen.

Legen Sie sich auf den Rücken und strecken Sie beide Arme zu den Seiten hin aus. Dann winkeln Sie die Ellbogen an, sodass die Unterarme parallel zu Ihrem Kopf liegen. Die Handflächen zeigen nach oben.

Stellen Sie Ihre Füße auf, sodass Ober- und Unterschenkel etwa einen 90-Grad-Winkel bilden. Die Beine sind dabei geschlossen, die Füße stehen dicht nebeneinander.

So wird es gemacht

Lassen Sie Ihre Beine beim Einatmen kontrolliert so weit nach rechts kippen, wie es Ihnen möglich ist, ohne Ihre linke Schulter vom Boden zu lösen. Ihre Beine liegen dadurch nicht auf dem Boden auf.

Dabei dreht sich auch Ihr Becken und Ihre linke Hüfte hebt sich vom Boden.

Atmen Sie aus und heben Sie Ihre Beine mit der Kraft Ihrer Bauchmuskeln wieder in die Ausgangsstellung zurück.

Nach der letzten Wiederholung gehen Sie nochmals für acht Sekunden in die Endstellung. Atmen Sie dabei gleichmäßig weiter und spüren Sie in Ihr Becken hinein. Danach kehren Sie in die Ausgangsstellung zurück und wiederholen die Übung zur anderen Seite.

Beachten Sie auch

Ihre Schulter bleiben während der gesamten Übung ruhig auf dem Boden liegen.

Führen Sie die Übung langsam und ohne Schwung durch, also nur mit der Kraft Ihrer Muskeln.

Bei akuten Schmerzen im unteren Rücken sowie Beschwerden im Ischias verzichten Sie besser auf diese Übung. Dasselbe gilt bei entzündlichen Erkrankungen und Operationen im Bauchbereich. Führen Sie die Übung in diesen Fällen erst durch, wenn alle Beschwerden abgeklungen sind.

Radfahren

Schwierigkeitsgrad: mittlere Intensität

Was zeichnet diese Übung aus?

Im Gegensatz zum echten Radfahren trainiert diese Übung nicht Ihre Ausdauer, sondern Ihre Bauchmuskeln. Beides ergänzt sich zu einem perfekten Bauch-weg-Programm. Gleichzeitig bringt die Übung auch Ihre Oberschenkel in Form.

Ausgangsstellung

Die Übung wird in der Rückenlage auf stabilem Untergrund durchgeführt.

Strecken Sie sich auf dem Rücken aus. Ihre Arme liegen gestreckt neben dem Körper, die Handflächen zeigen auf den Boden.

Winkeln Sie Ihre Beine an und spannen Sie Ihre Bauchmuskeln an. Ziehen Sie Ihren Bauchnabel sanft nach innen und aktivieren Sie Ihren Beckenboden.

Ziehen Sie die Knie zum Körper, sodass sich Ihre Unterschenkel über Ihrem Becken befinden.

So wird es gemacht

Atmen Sie aus und beginnen Sie eine langsame Radfahrbewegung. Strecken Sie Ihr linkes Bein vom Körper weg und ziehen Sie gleichzeitig das rechte Knie noch etwas weiter zur Brust.

Beim Einatmen kehren Sie mit beiden Beinen wieder in die Ausgangsstellung zurück. Bei der nächsten Wiederholung wechseln Sie die Seite und strecken das rechte Bein, während Sie das linke Knie näher zur Brust ziehen.

Führen Sie auf diese Weise acht Wiederholungen durch. Daneben setzen Sie Ihre Füße wieder auf dem Boden ab und strecken sich bequem aus, um sich noch einige Atemzüge lang zu entspannen.

Beachten Sie auch

Spannen Sie während der gesamten Übung kräftig die Bauchmuskeln an und drücken Sie Ihren unteren Rücken gegen den Boden, um nicht ins Hohlkreuz zu fallen.

Je weiter und tiefer Sie das Bein über dem Boden ausstrecken, desto intensiver wird die Übung. Strecken Sie Ihr Bein aber nur so weit, wie es Ihnen möglich ist, ohne dass sich Ihr Bauch nach oben wölbt.

Üben Sie langsam und im Rhythmus mit Ihrem Atem und führen Sie die Bewegung bewusst und kontrolliert durch.

Ziehen Sie Ihr Kinn während der Übung leicht zurück, um den Kopf nicht unwillkürlich in den Nacken zu legen.

Rumpfbeugen verkehrt herum

Schwierigkeitsgrad: mittlere Intensität

Was zeichnet diese Übung aus?

Diese Übung ist ein hervorragendes Training für die geraden Bauchmuskeln. Gleichzeitig dehnt sie die Muskeln an den Rückseiten der Beine und sie hilft sogar dabei, die Oberschenkel in Form zu bringen.

Ausgangsstellung

Auch bei dieser Übung begeben Sie sich in die Rückenlage. Achten Sie darauf, nicht direkt auf dem harten Boden zu trainieren.

Legen Sie sich auf den Rücken. Ihr Kopf liegt in natürlicher Verlängerung der Wirbelsäule und Ihr Blick ist nach oben gerichtet.

Ziehen Sie die Beine an und strecken Sie sie senkrecht zur Zimmerdecke. Ihre Füße sind hüftbreit geöffnet, die Knie nicht völlig durchgestreckt. Dann ziehen Sie die Fußspitzen an, um die Dehnung in Waden und Oberschenkeln noch zu vertiefen.

Heben Sie die Arme und strecken Sie sie ebenfalls senkrecht zur Decke. Ihre Handflächen zeigen dabei zueinander.

Spannen Sie die Bauchmuskeln an, ziehen Sie den Bauchnabel nach innen und aktivieren Sie den Beckenboden. Heben Sie Kopf und Schultern ein kleines Stückchen vom Boden ab.

So wird es gemacht

Atmen Sie aus und strecken Sie Ihre Hände noch ein Stück weiter zu Ihren Fußspitzen, sodass Sie auch Kopf und Schultern weiter vom Boden heben.

Beim Einatmen lassen Sie sich langsam wieder in die Ausgangsstellung zurücksinken.

Gehen Sie nach der letzten Wiederholung noch einmal in die Endstellung und halten Sie die Spannung acht Sekunden lang. Halten Sie dabei nicht den Atem an, sondern atmen Sie langsam weiter.

Danach lassen Sie Schultern und Kopf langsam auf den Boden sinken. Lösen Sie die Stellung auf und strecken Sie sich auf dem Boden aus. Atmen Sie tief durch und genießen Sie die Entspannung.

Beachten Sie auch

Achten Sie darauf, das Kinn während der Übung nicht zur Brust zu ziehen. Rücken und Kopf bleiben auf einer Linie, der Blick ist stets nach oben gerichtet. Stellen Sie sich vor, dass Sie an Brustbein und Stirn gerade nach oben gezogen werden.

Führen Sie die Bewegung auf keinen Fall mit Schwung durch, sondern fließend und kontrolliert mit der Kraft Ihrer Muskeln.

Kniedrücken seitlich

Schwierigkeitsgrad: mittlere Intensität

Was zeichnet diese Übung aus?

Diese Übung trainiert nicht nur die Muskelkraft, sondern auch die Koordination. Sie stärkt dabei die gesamte Rumpfmuskulatur, also auch die Muskeln, die die Taille formen. Da es sich um eine isometrische Übung handelt, ist keinerlei Bewegung sichtbar, die Muskelspannung entsteht nur durch Druck und Gegendruck.

Ausgangsstellung

Für diese Übung begeben Sie sich in die Seitenlage. Üben Sie auf einer stabilen und nicht zu nachgiebigen Unterlage.

Legen Sie sich auf Ihre rechte Seite. Ihre Beine sind ausgestreckt. Winkeln Sie die Füße an, sodass die Fußspitzen nach vorne zeigen.

Winkeln Sie das obere, linke Bein an und ziehen Sie das Knie zum Körper, sodass Sie die rechte Hand nahe dem Knie auf den Oberschenkel legen können.

Strecken Sie Ihren linken Arm senkrecht nach oben in Richtung Decke.

Halten Sie Ihren Kopf in natürlicher Verlängerung der Wirbelsäule. Sie können ein festes Kissen unterlegen. Ihr Blick ist geradeaus gerichtet.

Ziehen Sie Ihren Bauchnabel sanft nach innen und aktivieren Sie Ihren Beckenboden.

So wird es gemacht

Drücken Sie beim Ausatmen Ihre rechte Hand und Ihren linken Oberschenkel fest gegeneinander und spannen Sie dabei die Bauchmuskeln an.

Gleichzeitig ziehen Sie mit Ihrem linken Arm noch etwas weiter in Richtung Decke.

Beim Ausatmen lösen Sie die Muskelspannung ein wenig, ohne sie aber ganz aufzugeben.

Am Ende der letzten Wiederholung bauen Sie nochmals den Druck zwischen Hand und Oberschenkel auf und halten ihn für acht Sekunden. Atmen Sie während dieser Zeit ruhig und gleichmäßig weiter.

Dann lösen Sie die Stellung auf und legen sich kurz auf den Rücken, um zu entspannen. Im Anschluss wiederholen Sie die Übung zur anderen Seite.

Beachten Sie auch

Atmen Sie während der gesamten Übung gleichmäßig weiter.

Achten Sie außerdem darauf, dass Ihr Körper und Ihr Kopf während der Übung stabil und auf einer Linie liegen. Lassen Sie weder Ihr Becken noch Ihre Schultern nach vorne oder hinten kippen und halten Sie den Kopf in natürlicher Verlängerung der Wirbelsäule.

Die Brücke

Schwierigkeitsgrad: mittlere Intensität

Was zeichnet diese Übung aus?

Die Brücke ist eine hervorragende Übung, die nicht nur die Bauchmuskeln, sondern den gesamten Körper kräftigt. Dadurch ist sie ein guter Ausgleich zu reinen Bauchmuskelübungen und sorgt dafür, dass Ihr Training nicht zu einseitig wird.

Ausgangsstellung

Bei dieser Übung beginnen Sie im Liegen. Führen Sie sie auf einem gepolsterten, aber nicht zu weichen Untergrund durch.

Legen Sie sich auf den Rücken und strecken Sie Ihre Arme parallel neben dem Körper aus. Ihre Handflächen weisen zur Decke. Ihr Kopf liegt in der natürlichen Verlängerung der Wirbelsäule und Ihr Blick ist zur Zimmerdecke gerichtet. Ziehen Sie das Kinn leicht zurück, um Ihren Nacken zu strecken.

Stellen Sie die Beine auf, Ihre Füße stehen hüftbreit nebeneinander und Ihre Knie sind ebenfalls hüftbreit geöffnet.

Spannen Sie Ihre Bauchmuskeln leicht an und aktivieren Sie Ihren Beckenboden. Drücken Sie Ihr Becken in die Höhe, bis Oberschenkel, Becken und Oberkörper auf einer Linie liegen.

So wird es gemacht

Beim Ausatmen heben Sie Ihr angewinkeltes rechtes Bein an, bis der Fuß auf der Höhe Ihres Knies ist. Verstärken Sie dabei die Spannung in Bauchmuskeln und Beckenboden.

Beim Einatmen senken Sie das Bein langsam wieder, setzen den Fuß aber nicht auf. Dabei die Spannung in Bauch und Beckenboden ein wenig lockern. Nach der letzten Wiederholung kehren Sie für acht Sekunden in die Endstellung zurück und halten die Muskelspannung. Atmen Sie ruhig weiter. Dann setzen Sie den Fuß langsam wieder auf den Boden auf.

Lassen Sie auch Ihr Becken wieder auf die Unterlage sinken. Strecken Sie die Beine und schütteln Sie sie kurz aus. Dann entspannen Sie sie einige Atemzüge lang, bevor Sie die Übung mit dem anderen Bein wiederholen.

Beachten Sie auch

Achten Sie darauf, dass Ihr Becken während der Übung weder nach unten noch zur Seite absinkt. Halten Sie während der gesamten Übung die Rücken- und Bauchmuskeln angespannt.

Atmen Sie während der Übung ruhig und gleichmäßig weiter, ohne die Luft anzuhalten.

Üben Sie auf keinen Fall mit Schwung, sondern heben Sie Ihr Bein langsam und kontrolliert in die Höhe.

Knieheben

Schwierigkeitsgrad: mittlere Intensität

Was zeichnet diese Übung aus?

Auch diese Übung bringt nicht nur den Bauch in Form, sondern zusätzlich auch die Muskeln des Rückens und des Beckenbodens. Sie sollten sie daher regelmäßig in Ihr Trainingsprogramm aufnehmen.

Ausgangsstellung

Diese Übung wird im Vierfüßler stand durchgeführt. Am besten üben Sie auf dem Boden auf einer rutschfesten, leicht gepolsterten Unterlage. Lassen Sie sich auf Ihre Knie und Handflächen nieder. Ihre Hände befinden sich senkrecht unter Ihren Schultern, die Fingerspitzen zeigen schräg nach vorne. Drücken Sie die Ellbogen nicht völlig durch, um die Gelenke zu schonen.

Ihre Knie stehen hüftbreit geöffnet senkrecht unter Ihrem Becken. Ihre Unterschenkel liegen parallel nebeneinander und Ihre Füße sind gestreckt.

Halten Sie Ihren Rücken und Kopf gerade, sodass der Kopf die natürliche Verlängerung der Wirbelsäule bildet. Ihr Blick ist auf den Boden gerichtet. Spannen Sie leicht die Muskeln von Bauch und Po an, atmen Sie dabei ruhig weiter.

So wird es gemacht

Atmen Sie aus und heben Sie dabei Ihre Knie ein Stück vom Boden ab, sodass Ihr Gewicht nur noch auf Ihren Händen und Ihren Fußrücken ruht.

Während Sie einatmen, lassen Sie Ihre Knie langsam wieder sinken, setzen sie jedoch nicht ab.

Am Ende der letzten Wiederholung heben Sie Ihre Knie nochmals in die Endstellung. Halten Sie die Muskelspannung acht Sekunden lang und atmen Sie währenddessen langsam und gleichmäßig weiter.

Danach setzen Sie Ihre Knie wieder auf dem Boden auf. Legen Sie sich bequem auf den Rücken und entspannen Sie sich einige Atemzüge lang.

Beachten Sie auch

Führen Sie die Bewegung langsam und ohne Schwung durch, heben Sie Ihre Knie nur durch Muskelkraft vom Boden.

Rücken und Kopf bleiben während der Übung auf einer Linie. Achten Sie darauf, die Schultern nicht hochzuziehen.

Bei Beschwerden im Bereich der Knie oder Füße empfiehlt es sich, ein weiches Kissen unterzulegen.

Die Waage

Schwierigkeitsgrad: mittlere Intensität

Was zeichnet diese Übung aus?

Diese Übung ist eine echte Herausforderung für Ihre Bauchmuskeln, vor allem für deren tiefere Schichten. Sie können sie gut an Ihren jeweiligen Trainingsstand anpassen, da die Übung umso schwieriger wird, je weiter Sie die Beine nach vorne strecken.

Ausgangsstellung

Diese Übung wird im Liegen durchgeführt. Wichtig ist eine feste, aber gepolsterte Unterlage.

Strecken Sie sich auf dem Rücken aus. Winkeln Sie Ihre Beine an und ziehen Sie die Knie zur Brust. Ihre Unterschenkel sind eng geschlossen und bilden eine waagerechte Fläche, auf die Sie nun nahe den Füßen ein kleines Kissen legen.

Verschränken Sie Ihre Finger unter Ihrem Kopf. Ihre Ellbogen liegen seitlich auf dem Boden auf. Ziehen Sie Ihr Kinn zurück, um den Nacken zu strecken.

Spannen Sie Ihre Bauchmuskeln und den Beckenboden an und drücken Sie Ihren unteren Rücken fest gegen die Unterlage.

So wird es gemacht

Beim Ausatmen schieben Sie nun Ihre Füße von sich weg, sodass sich die Beine leicht strecken. Ihre Unterschenkel bleiben dabei waagerecht und halten das Kissen in der Balance. Strecken Sie die Beine nur so weit, wie es Ihnen möglich ist, ohne dass sich Ihr unterer Rücken von der Unterlage löst.

Beim Einatmen ziehen Sie die Beine wieder zurück in die Ausgangsstellung.

Am Ende der letzten Wiederholung gehen Sie nochmals für acht Sekunden in die Endstellung. Atmen Sie während dieser Zeit ruhig und gleichmäßig weiter. Danach lösen Sie die Stellung auf, legen das Kissen beiseite und strecken sich bequem auf dem Boden aus. Atmen Sie tief bis in den Bauch und nehmen Sie sich einige Augenblicke Zeit zum Entspannen.

Beachten Sie auch

Achten Sie darauf, dass Ihr unterer Rücken während der gesamten Übung festen Kontakt mit der Unterlage hat. Strecken Sie Ihre Beine nur so weit nach vorne, wie es möglich ist, ohne dass sich Ihr Bauch nach oben wölbt oder ein Hohlkreuz entsteht.

Spannen Sie während der Übung kräftig die Bauchmuskeln an, indem Sie Ihren Bauchnabel fest nach innen ziehen und aktivieren Sie Ihren Beckenboden.

Das Brett

Schwierigkeitsgrad: mittlere Intensität

Was zeichnet diese Übung aus?

Das Brett ist eine Ausgleichsübung, die die gesamte Rumpfmuskulatur stärkt und Sie vor einem zu einseitigen Training bewahrt. Nehmen Sie die Übung daher am besten regelmäßig in Ihr Programm auf.

Ausgangsstellung

Bei dieser Übung beginnen Sie in der Bauchlage. Verwenden Sie nach Möglichkeit eine stabile, gepolsterte Unterlage.

Legen Sie sich auf den Bauch und strecken Sie die Beine aus. Ihre Füße sind etwa hüftbreit geöffnet. Stellen Sie Ihre Zehen auf.

Stützen Sie sich mit den Ellbogen senkrecht unter Ihren Schultern ab. Ihre Unterarme liegen nach vorne gestreckt parallel nebeneinander, Ihre Handflächen weisen zum Boden.

Halten Sie Ihren Kopf in natürlicher Verlängerung der Wirbelsäule. Ziehen Sie leicht Ihr Kinn zurück, um Ihren Nacken zu strecken. Ihr Blick ist auf den Boden gerichtet.

So wird es gemacht

Spannen Sie Ihre Bauch-, Beckenboden- und Po-Muskeln an, halten Sie Ihre Beine gestreckt und heben Sie mit dem Ausatmen Bauch, Becken und Beine vom Boden, bis Ihr gesamter Körper eine gerade Linie bildet.

Atmen Sie gleichmäßig weiter und versuchen Sie die Position acht Sekunden lang zu halten. Danach lassen Sie Ihren Körper langsam wieder auf den Boden sinken.

Rollen Sie sich auf den Rücken und entspannen Sie sich einige Atemzüge lang. Wenn Sie möchten, können Sie die Übung nach einer Pause nochmals wiederholen.

Beachten Sie auch

Legen Sie Ihren Kopf keinesfalls in den Nacken. Ihr Blick bleibt gerade nach unten gerichtet.

Achten Sie darauf, dass Beine, Becken und Oberkörper auf einer Linie bleiben. Heben Sie Ihr Becken nicht zu weit an und halten Sie die Beine gerade ausgestreckt.

Spannen Sie die Bauchmuskeln während der Übung bewusst kräftig an. Das hilft Ihnen auch dabei, ein Hohlkreuz zu vermeiden.

Seitheben im Liegen

Schwierigkeitsgrad: mittlere Intensität

Was zeichnet diese Übung aus?

Mit dieser Übung trainieren Sie die gesamte seitliche Rumpfmuskulatur. Sie bringt neben der Taille auch die Außenseiten der Oberschenkel, den Po und die Hüften in Form.

Ausgangsstellung

Die Übung wird in der Seitenlage durchgeführt. Ich empfehle Ihnen dafür eine gepolsterte, aber nicht zu weiche Unterlage, auf der Sie nicht so leicht ins Kippen kommen.

Legen Sie sich auf Ihre rechte Seite. Ihre Beine liegen eng geschlossen übereinander und sind gerade ausgestreckt. Ihre Fußspitzen zeigen nach vorne.

Strecken Sie Ihren rechten Arm in Verlängerung Ihres Körpers aus und legen Sie den Kopf darauf ab. Den linken Arm winkeln Sie vor dem Körper an, sodass Sie sich mit der linken Hand abstützen können.

Spannen Sie die Muskeln von Bauch, Beckenboden und Po leicht an, um Ihren Körper zu stabilisieren und gestreckt zu halten.

So wird es gemacht

Atmen Sie aus und heben Sie Ihre Beine geschlossen ein Stück vom Boden ab. Spannen Sie dabei Ihre Bauch- und Po-Muskeln noch kräftiger an.

Während Sie einatmen, lassen Sie Ihre Beine wieder bis dicht über den Boden sinken.

Kehren Sie nach der letzten Wiederholung nochmals in die Endstellung zurück und halten Sie die Muskelspannung acht Sekunden lang.

Atmen Sie dabei tief und gleichmäßig weiter.

Danach lassen Sie Ihre Beine ganz auf den Boden sinken. Rollen Sie sich bequem auf den Rücken und entspannen Sie sich einige Atemzüge lang. Im Anschluss wiederholen Sie die Übung zur anderen Seite.

Beachten Sie auch

Halten Sie während der gesamten Übung die Bauchmuskeln angespannt, um nicht ins Hohlkreuz zu fallen. Achten Sie darauf, mit dem Becken auch nicht nach hinten zu kippen.

Atmen Sie ruhig und gleichmäßig, halten Sie auf keinen Fall den Atem an.

Ihre Fußspitzen zeigen während der Übung stets gerade nach vorne, bitte drehen Sie sie weder nach oben noch nach unten.

Ihr Körper bildet die ganze Zeit über eine gerade Linie. Halten Sie Ihre Beine stets gerade gestreckt.

Schräge Sit-Ups

Schwierigkeitsgrad: mittlere Intensität

Was zeichnet diese Übung aus?

Diese Übung trainiert gezielt die schrägen Bauchmuskeln und ist eine gute Abwechslung zu den seitlichen Sit-Ups. Durch die Haltung der Arme ist sie etwas anstrengender, wirkt aber auch intensiver.

Ausgangsstellung

Bei dieser Übung beginnen Sie in der Rückenlage. Stellen Sie die Füße auf, sodass Ihre Ober- und Unterschenkel in etwa einen 90-Grad-Winkel bilden. Ihre Beine sind geschlossen.

Winkeln Sie Ihre Arme an und legen Sie Ihre Fingerspitzen locker an den Hinterkopf. Öffnen Sie Ihre Arme weit, die Ellenbogen weisen zu den Seiten.

Kippen Sie Ihre Beine nun geschlossen so weit wie möglich nach rechts. Ihre linke Hüfte und Ihr linker Fuß lösen sich dabei vom Boden.

Spannen Sie die Bauchmuskeln an, aktivieren Sie Ihren Beckenboden und heben Sie Ihren Kopf und Ihre Schultern ein kleines Stückchen vom Boden ab. Ihr Blick ist schräg nach oben gerichtet.

So wird es gemacht

Atmen Sie aus und heben Sie Kopf und Schultern mit der Kraft Ihrer Bauchmuskeln noch ein Stück weiter an. Ihr Brustbein und Ihre Stirn streben dabei senkrecht nach oben. Vermeiden Sie es, bei der Muskelspannung zu pressen.

Beim Einatmen lassen Sie sich wieder bis dicht über den Boden absinken, ohne diesen jedoch ganz zu berühren.

Nach der letzten Wiederholung heben Sie den Kopf und die Schultern nochmals hoch in die Endstellung. Halten Sie diese zum Abschluss acht Sekunden lang. Lassen Sie Ihren Atem dabei stets ruhig und natürlich weiterfließen.

Zuletzt legen Sie Schultern und Kopf wieder auf dem Boden ab und lösen Sie die Stellung auf. Strecken Sie Ihre Arme und Beine bequem aus und entspannen Sie sich ein wenig, bevor Sie die Übung mit nach links gekippten Beinen wiederholen.

Beachten Sie auch

Ihre Schultern und Arme bleiben während der Übung stets gerade, achten Sie drauf, sie nicht unwillkürlich zur Seite zu drehen.

Führen Sie die Bewegung langsam und kontrolliert durch, nur mit der Kraft Ihrer Muskeln. Holen Sie die Kraft immer aus den Bauchmuskeln, ziehen Sie weder mit dem Kinn noch mit den Armen nach oben.

Beinstrecken

Schwierigkeitsgrad: mittlere Intensität

Was zeichnet diese Übung aus?

Diese Übung fordert neben Ihrer Muskelkraft auch die Körperbeherrschung. Sie ist eine interessante Abwechslung zu normalen Sit-Ups.

Ausgangsstellung

Die Übungen werden im Liegen durchgeführt. Verwenden Sie eine gepolsterte Unterlage.

Legen Sie sich auf den Rücken und winkeln Sie die Beine an. Heben Sie die Beine, sodass sich Ihre Knie senkrecht über Ihre Hüfte befinden. Ihre Ober- und Unterschenkel bilden dabei einen 90-Grad-Winkel, die Fußspitzen sind gerade nach vorn ausgestreckt.

Heben Sie Ihre Arme und legen Sie Ihre Hände flach gegen Ihre Knie. Ihre Ellbogen sind leicht angewinkelt und zeigen nach außen.

Spannen Sie die Bauchmuskeln und den Beckenboden an und drücken Sie Ihren unteren Rücken fest gegen den Boden. Heben Sie Ihren Kopf und Ihre Schultern ein kleines Stück an. Ihre Hände drücken nun leicht gegen Ihre Knie.

So wird es gemacht

Atmen Sie aus und strecken Sie langsam Ihr linkes Bein in die Waagerechte aus, soweit es Ihnen möglich ist, ohne dass sich Ihr Bauch nach oben wölbt.

Beim Einatmen führen Sie das Bein in die Ausgangsstellung zurück. Dann wiederholen Sie die Bewegung zurück. Dann wiederholen Sie die Bewegung beim nächsten Aus- und Einatmen mit dem rechten Bein.

Wiederholen Sie diesen Ablauf mindestens viermal. Danach lösen Sie die Stellung auf und legen sich bequem auf den Rücken. Schütteln Sie Ihre Beine kurz aus und entspannen Sie einige Atemzüge lang.

Beachten Sie auch

Die Übung wird umso intensiver, je weiter Sie das gestreckte Bein zu Boden senken. Achten Sie darauf, auf keinen Fall ins Hohlkreuz zu kommen.

Atmen Sie während der gesamten Übung ruhig und gleichmäßig.

Ziehen Sie nicht die Schultern zu den Ohren. Kopf und Schultern werden von der Rumpfmuskulatur angehoben, Hals und Schultern bleiben entspannt.

Ihre Hände drücken während der Übung stets leicht gegen das jeweils angewinkelte Knie, das diesem Druck entgegenhält.

Ellbogen-Knie-Sit-Ups

Schwierigkeitsgrad: hohe bis sehr hohe Intensität

Was zeichnet diese Übung aus?

Diese Übung trainiert die geraden und schrägen Anteile der Bauchmuskulatur gleichermaßen. Richtig durchgeführt ist sie ganz schön anstrengend, aber dafür sehr wirkungsvoll.

Ausgangsstellung

Bei dieser Übung beginnen Sie in Rückenlage. Ihr Kopf liegt in natürlicher Verlängerung der Wirbelsäule, Ihr Blick geht zur Decke. Stellen Sie die Füße auf. Die Beine sind geschlossen, Ober- und Unterschenkel bilden einen rechten Winkel.

Winkeln Sie Ihre Arme an und legen Sie Ihre Fingerspitzen locker an Ihren Hinterkopf. Öffnen Sie Ihre Arme, sodass Ihre Ellbogen zu den Seiten weisen.

Spannen Sie Ihre Bauchmuskeln an und aktivieren Sie Ihren Beckenboden. Heben Sie Ihre Beine, sodass sich Ihre Knie senkrecht über Ihrem Becken befinden. Heben Sie Ihren Kopf und Ihre Schultern ein kleines Stückchen vom Boden ab.

So wird es gemacht

Während Sie ausatmen, spannen Sie Ihre Bauchmuskeln weiter an und heben Ihre Schultern und Ihren Kopf noch etwas höher. Dabei führen Sie Ihren linken Ellbogen zu Ihrem rechten Knie.

Beim Einatmen senken Sie Schultern und Kopf wieder bis dicht über den Boden. Gleichzeitig lassen Sie auch Ihre Beine etwas sinken, stellen sie aber nicht ganz auf.

Beim nächsten Einatmen führen Sie Ellbogen und Knie wieder zusammen. Ziehen Sie Ihre Knie aber nicht weiter als bis senkrecht über Ihr Becken an den Körper.

Nach der letzten Wiederholung gehen Sie nochmals für acht Sekunden in die Endstellung und halten die Muskelspannung. Halten Sie dabei auf keinen Fall die Luft an, sondern atmen Sie ruhig weiter.

Danach lösen Sie die Stellung auf. Strecken Sie sich aus und entspannen sich einige Atemzüge lang, bevor Sie die Übung seitenverkehrt wiederholen.

Beachten Sie auch

Führen Sie die Übung niemals mit Schwung, sondern langsam und kontrolliert durch. Holen Sie Ihre Kraft aus der Bauchmuskulatur. Ihre Schultern und Ihr Hals bleiben dabei entspannt.

Ziehen Sie die Beine nicht näher zur Brust, auch wenn die Übung dadurch leichter wird. Falls nötig, können Sie die isometrische Haltephase am Ende verkürzen, um die Übung etwas einfacher zu machen.

Der Käfer

Schwierigkeitsgrad: hohe bis sehr hohe Intensität

Was zeichnet diese Übung aus?

Der Käfer trainiert neben der Muskelkraft auch die Bewegungskoordination. Ergänzen Sie Ihn regelmäßig mit zusätzlichen Übungen, die auch die Muskeln an der Körperrückseite stärken.

Ausgangsstellung

Die Übung wird in der Rückenlage durchgeführt. Sorgen Sie für eine weiche, aber nicht zu nachgiebige Unterlage, auf der Sie stabil liegen.

Legen Sie sich auf den Rücken und strecken Sie Ihre Beine aus. Die Füße sind etwa hüftbreit geöffnet. Ihre gestreckten Arme liegen leicht geöffnet auf beiden Seiten des Kopfes.

Spannen Sie Ihre Bauch- und Beckenbodenmuskeln an und drücken Sie den unteren Rücken fest auf die Unterlage.

So wird es gemacht

Beim Ausatmen heben Sie Ihr rechtes Bein vom Boden, winkeln es an und ziehen die Ferse zum Körper. Das Knie dreht sich dabei nach außen. Gleichzeitig führen Sie die linke Hand über den Körper, sodass sie den rechten Ballen berührt. Der rechte Arm und das linke Bein bleiben weit ausgestreckt, das Bein hebt sich vom Boden.

Beim Einatmen führen Sie den Arm und das Bein wieder in die Ausgangsstellung zurück, legen Sie jedoch nicht ganz auf dem Boden ab.

Beim nächsten Ausatmen wiederholen Sie die Bewegung seitenverkehrt mit dem linken Bein und dem rechten Arm.

Wiederholen Sie den gesamten Ablauf mindestens viermal. Danach legen Sie Ihre Arme, Beine sowie Kopf und Schultern langsam wieder auf dem Boden ab. Schütteln Sie Arme und Beine kurz aus, atmen Sie tief bis in den Bauch und bleiben Sie noch etwas liegen, um sich zu entspannen.

Beachten Sie auch

Halten Sie Kopf und Schultern während der Übung stets ein Stück über dem Boden, die Schulterblätter sollen nicht ganz aufliegen.

Drücken Sie Ihren unteren Rücken fest auf den Boden und achten Sie darauf, nicht ins Hohlkreuz zu fallen.

Führen Sie alle Bewegungen langsam und fließend durch. Machen Sie lieber weniger Wiederholungen, aber dafür mit dem konkreten Bewegungsablauf.

Der Flieger

Schwierigkeitsgrad: hohe bis sehr hohe Intensität

Was zeichnet diese Übung aus?

Der Flieger trainiert vor allem die seitlichen Bauchmuskeln. Außerdem ist er ein gutes Training für den Gleichgewichtssinn und die Körperspannung.

Ausgangsstellung

Sie beginnen die Übung in der Seitenlage. Empfehlenswert ist eine rutschfeste, gepolsterte Unterlage. Halten Sie genügend Abstand zu allen Möbelecken, falls Sie doch das Gleichgewicht verlieren.

Legen Sie sich auf Ihre rechte Körperseite. Ihre Beine sind geschlossen und liegen übereinander.

Stützen Sie sich mit dem rechten Unterarm senkrecht unterhalb Ihrer Schulter ab. Drücken Sie sich dabei aktiv mit der Schulter hoch. Der Unterarm liegt im rechten Winkel zum Körper, die Handfläche weist nach unten.

Halten Sie Ihren Kopf in natürlicher Verlängerung der Wirbelsäule. Ihr Blick ist geradeaus gerichtet.

Spannen Sie Ihre Bauch-, Beckenboden- und Po-Muskeln an. Heben Sie Ihr Becken und Ihre Beine, sodass Ihr gesamter Körper eine gerade Linie bildet. Ihr Gewicht ruht nur noch auf Ihrem rechten Fuß und Ihrem Unterarm.

Strecken Sie den linken Arm senkrecht nach oben.

So wird es gemacht

Atmen Sie aus und heben Sie dabei Ihr linkes Bein bis in die Waagerechte an. Spannen Sie Ihre Rumpfmuskulatur dabei noch stärker an, um Ihren Körper zu stabilisieren.

Beim Einatmen senken Sie das Bein wieder in die Ausgangsstellung, legen es aber nicht ganz ab.

Nach der letzten Wiederholung heben Sie Ihr Bein nochmals in die Endstellung und halten diese für acht Sekunden. Atmen Sie dabei gleichmäßig weiter.

Danach legen Sie Ihr Bein wieder ab und lösen die Stellung auf. Legen Sie sich bequem auf den Rücken und nehmen Sie sich etwas Zeit zum Entspannen, bevor Sie die Übung zur anderen Seite wiederholen.

Beachten Sie auch

Achten Sie darauf, dass Beine, Becken und Oberkörper während der Übung eine gerade Linie bilden. Lassen Sie Ihr Becken weder vor- noch zurückkippen.

Lassen Sie Ihren Körper während der Übung nicht auf Ihre Schulter sinken, sondern drücken Sie sich aktiv hoch. Bei Beschwerden im Bereich der Schultern sollten Sie auf diese Übung verzichten.

Die Tänzerin

Schwierigkeitsgrad: hohe bis sehr hohe Intensität

Was zeichnet diese Übung aus?

Obwohl die Bewegung bei dieser Übung sehr klein ist, müssen die Muskeln jede Menge Arbeit leisten. Dabei werden vor allem die unteren Bereiche der Bauchmuskeln intensiv trainiert.

Ausgangsstellung

Die Übung wird im Liegen durchgeführt. Verwenden Sie als Unterlage eine Übungsmatte oder einen dicken Teppich, um Ihren Rücken zu schonen.

Legen Sie sich auf den Rücken. Ihr Kopf liegt in natürlicher Verlängerung der Wirbelsäule. Ihr Blick ist während der gesamten Übung gerade nach oben gerichtet. Ziehen Sie leicht das Kinn zurück, um Ihren Nacken gedehnt zu halten.

Legen Sie Ihre Arme seitlich neben Ihrem Kopf. Die Ellbogen sind leicht angewinkelt, die Handflächen zeigen zum Kopf.

Ziehen Sie Ihre Knie zur Brust, damit Ihr unterer Rücken vollständig auf der Unterlage aufliegt. Dann strecken Sie die Beine zur Decke. Überkreuzen Sie Ihre Knöchel. Ihre Füße sind gestreckt und leicht nach außen gedreht.

Spannen Sie Ihre Bauchmuskeln an, aktivieren Sie Ihren Beckenboden und drücken Sie Ihren unteren Rücken fest gegen die Unterlage.

So wird es gemacht

Atmen Sie aus, spannen Sie Ihre Bauchmuskeln noch stärker an und heben Sie Ihren Po langsam ein kleines Stück vom Boden. Ihre Beine ziehen dabei senkrecht in Richtung Zimmerdecke.

Beim Einatmen lassen Sie Ihren Po langsam wieder in die Ausgangsstellung sinken.

Am Ende der letzten Wiederholung heben Sie Ihren Po nochmals an und halten die Muskelspannung acht Sekunden lang. Atmen Sie währenddessen ganz ruhig und gleichmäßig weiter.

Beachten Sie auch

Nur mit starken Bauchmuskeln ist es möglich, den Po merklich vom Boden zu heben. Doch auch der Versuch sorgt schon für so viel Muskelspannung, dass das Training wirksam ist.

Falls Sie Ihre Beine nicht völlig strecken können, genügt es, sie so weit zu strecken wie möglich. Die Knie sollten sich dann in etwa oberhalb des Bauchnabels befinden. Die Übung ist zwar umso leichter, je stärker die Beine angewinkelt sind, aber dann leider nicht mehr so wirkungsvoll.

Im Kamelgang

Schwierigkeitsgrad: hohe bis sehr hohe Intensität

Was zeichnet diese Übung aus?

Diese Übung ist nicht nur ein prima Training für Ihre Bauchmuskeln, sondern sie verbessert auch die Bewegungskoordination.

Ausgangsstellung

Die Übung wird in der Rückenlage durchgeführt. Ihr Kopf liegt in natürlicher Verlängerung der Wirbelsäule. Ihr Blick ist nach oben gerichtet. Ziehen Sie das Kinn zurück, um den Nacken zu dehnen.

Strecken Sie Ihre Arme senkrecht nach oben. Ihre Fingerspitzen zeigen zur Decke und die Handflächen weisen zueinander.

Ziehen Sie die Knie zur Brust, damit Ihr unterer Rücken ganz auf der Unterlage aufliegt. Dann strecken Sie die Beine senkrecht nach oben. Ihre Füße sind angewinkelt, als würden Sie an der Zimmerdecke laufen wollen, die Beine sind etwa hüftbreit geöffnet.

Spannen Sie Ihre Bauchmuskeln und Ihren Beckenboden an und lösen Sie Ihren Kopf und Ihre Schultern ein kleines Stück vom Boden.

So wird es gemacht

Atmen Sie aus und führen Sie dabei Ihren linken Arm und Ihr linkes Bein gestreckt nach vorne n Richtung Ihres Kopfes. Gleichzeitig senken Sie Ihren rechten Arm und Ihr rechtes Bein ebenso weit in die entgegengesetzte Richtung.

Beim Einatmen kehren Sie mit Armen und Beinen wieder in die Ausgangsstellung zurück.

Beim nächsten Ausatmen führen Sie dieselbe Bewegung seitenverkehrt durch. Atmen Sie während des Bewegungsablaufs gleichmäßig und ruhig in Ihrem Rhythmus weiter.

Wiederholen Sie den gesamten Ablauf mit flüssigen Bewegungen mindestens achtmal. Danach lösen Sie die Stellung auf. Legen Sie sich bequem auf den Rücken, schütteln Sie Arme und Beine kurz aus und nehmen Sie sich einige tiefe Atemzüge lang Zeit, um sich zu entspannen.

Beachten Sie auch

Führen Sie die Bewegungen langsam und gleichmäßig im Rhythmus mit Ihrem Atem durch.

Achten Sie darauf, dass Ihr unterer Rücken während der gesamten Übung festen Kontakt mit der Unterlage hat und dass Ihre Schultern nicht unwillkürlich absinken.

Bauch-weg-Schnellprogramme

Die Trainingssysteme, die ich Ihnen hier vorstellen möchte, bieten Ihnen die ideale Möglichkeit, sie in Ihren Alltag zu integrieren. Noch besser wäre es natürlich, wenn Sie sich kleine Übungsprogramme zusammenstellen und diese regelmäßig zwei- bis dreimal die Woche durchführen. Dieser Weg wird Ihnen die best- und schnellstmöglichen Ergebnisse liefern. Es ist dabei vor allem sinnvoll, mindestens drei bis vier Übungen miteinander zu kombinieren.

Achten Sie beim Erstellen eines eigenen Workouts bitte besonders darauf, sich nicht zu überfordern. Auch wenn Sie vereinzelt einige Übungen mit hohem Schwierigkeitsgrad gut bewältigen können, kann eine Kombination aus mehreren dieser Kategorie zu viel des Guten sein. Deshalb sollte jedes Workout auch aus möglichst abwechslungsreichen Übungen bestehen, die alle Anteile der Bauchmuskulatur beanspruchen.

Die folgenden Schnellprogramme, die ich Ihnen gerne vorstellen möchte, bieten Ihnen einige Vorschläge dazu, wie Ihr persönliches Trainingssystem aussehen könnte. Sie können natürlich auch alle so übernehmen.

Die Übungen werden Ihre Bauchmuskeln auch bei geringerer Intensität spürbar fordern. Deshalb ist es wichtig, dass Sie sich nach jeder Übung eine kurze Pause gönnen. Entspannen und atmen Sie tief ein und aus.

Sie werden drei Systeme kennenlernen, die je nach Können des Anwenders ausgewählt werden sollten.

Das Schnellprogramm für Anfänger

Dieses Programm ist für diejenigen, die gerade erst mit dem Bauchtraining angefangen haben und mit einfachen Übungen erste Erfolge erzielen wollen:

1. Den Bauch spüren
2. Gerade Sit-Ups
3. Katzenbuckel
4. Seitstütz

Das 5-Minuten-Programm

Wenn Sie schon etwas Erfahrung mit den Bauchübungen gemacht haben und vor intensiveren Übungen nicht zurückschrecken, ist dieses Programm genau richtig für Sie. Es beansprucht alle Bauchmuskeln und dauert dabei nur wenige Minuten.

1. Hüftrollen
2. Die Brücke
3. Ellbogen-Knie-Sit-Ups
4. Knieheben
5. Seitheben im Liegen

Das 10-Minuten-Programm

Dieses Programm sollten Sie erst dann auswählen, wenn Ihre Bauchmuskeln schon kräftiger sind und Sie sich etwas Zeit nehmen möchten, um Sie umfassend zu trainieren. Je mehr Übungen ein Programm kombiniert, desto wichtiger ist es, den Schwierigkeitsgrad der einzelnen Übungen nicht zu hoch zu wählen und genügend Zeit für die Erholungsphasen einzuplanen.

1. Den Bauch spüren
2. Kniedrücken seitlich
3. Die Waage
4. Katzenbuckel
5. Beckenheben
6. Seitheben im Liegen
7. Das Brett
8. Dehnen und entspannen

Übungen im Alltag

Sofa-Crunch

Schwierigkeitsgrad: leichte bis sehr leichte Intensität

Was zeichnet diese Übung aus?

Das Besondere an dieser Übung ist, wo Sie diese durchführen, nämlich auf Ihrem Sofa. Damit sollte es keine Ausreden mehr geben, nicht wenigstens in der Werbepause beim Fernsehen kurz etwas für Ihre Bauchmuskeln zu tun.

Ausgangsstellung

Für diese Übung benötigen Sie ein festes Kissen, das Sie gegen die Armstütze des Sofas lehnen können. Setzen Sie sich davor und lehnen Sie sich an das Kissen, sodass Ihr Rücken schräg nach hinten geneigt ist.

Winkeln Sie die Beine an und stellen Sie Ihre Füße etwa hüftbreit auf. Ihre Knie sind ebenfalls hüftbreit geöffnet, Ober- und Unterschenkel bilden einen 90-Grad-Winkel.

Strecken Sie Ihre Arme waagerecht nach vorne. Ihre Handflächen zeigen zueinander.

Halten Sie Ihren Kopf in natürlicher Verlängerung der Wirbelsäule. Ihr Blick ist geradeaus gerichtet.

Ziehen Sie Ihr Kinn leicht zurück, um Ihren Nacken aufzurichten.

Spannen Sie Ihre Bauchmuskeln an, ziehen Sie Ihren Bauchmuskel sanft nach innen und drücken Sie Ihren unteren Rücken gegen das Kissen. Auch Ihre Beckenbodenmuskeln sind leicht angespannt.

So wird es gemacht

Atmen Sie aus und heben Sie dabei langsam Ihren Oberkörper weiter an. Ihr Kopf bleibt dabei in der Verlängerung der Wirbelsäule.

Beim Einatmen lockern Sie die Muskelspannung wieder und kehren in die Ausgangsstellung zurück.

Nach der vierten Wiederholung gehen Sie nochmals in die Endstellung und halten diese etwa acht Sekunden lang. Atmen Sie während dieser Zeit tief und gleichmäßig weiter, halten Sie nicht die Luft an.

Danach lösen Sie die Stellung auf und lehnen sich bequem zurück. Atmen Sie einige Male tief durch, entspannen Sie sich und spüren Sie der Wirkung der Übung nach.

Beachten Sie auch

Am besten lässt sich die Übung durchführen, wenn Ihr Sofa nicht zu weich ist, damit Sie nicht zu weit einsinken. Notfalls können Sie auch auf den Boden vor dem Sofa ausweichen.

Je schräger Sie am Kissen lehnen, desto schwieriger ist die Übung. Sorgen Sie stets dafür, dass das Kissen Ihren unteren Rücken fest stützt und nicht plötzlich wegrutschen kann.

Hula-Hoop

Schwierigkeitsgrad: leichte bis sehr leichte Intensität

Was zeichnet diese Übung aus?

Diese Übung verbessert die Beweglichkeit Ihres Beckens und trainiert dabei spielerisch alle Bauchmuskeln. Gleichzeitig fördert sie Ihre Koordinationsfähigkeit und sie hilft Ihnen dabei, Ihren Bauch besser wahrzunehmen.

Ausgangsstellung

Die Übung wird im Stehen durchgeführt. Sie benötigen dafür genügend Platz, um nicht an Möbelecken zu stoßen. Besonders mit Reifen funktioniert Hula-Hoop umso besser, je freier Sie sich bewegen können.

Sie können die Übung sowohl mit einem Hula-Hoop-Reifen als auch ohne ihn durchführen. Mit Reifen ist sie schwungvoller und aktiver, ohne können Sie sich besser auf die Bewegungsabläufe konzentrieren. In beiden Fällen beginnen Sie in derselben Ausgangsstellung.

Stellen Sie sich aufrecht hin. Ihre Füße sind etwa hüftbreit geöffnet. Gehen Sie leicht in die Knie.

Richten Sie Ihren Rücken auf, indem Sie Ihren Brustkorb leicht anheben. Ziehen Sie Ihr Kinn etwas zurück, um auch den Nacken auszurichten. Ihr Blick ist geradeaus gerichtet.

So wird es gemacht

Mit Reifen: Lassen Sie den Reifen um Ihre Taille kreisen und atmen Sie dabei gleichmäßig weiter bis tief in den Bauch. Wechseln Sie nach der Hälfte der Zeit die Richtung. Lassen Sie sich nicht entmutigen, wenn der Reifen zunächst immer wieder abrutscht.

Ohne Reifen: Stützen Sie Ihre Hände in Ihre Hüften. Kreisen Sie dann locker mit Ihrem Becken. Kippen Sie es zur Seite, nach vorne, zur anderen Seite und nach hinten und lassen Sie es einen möglichst großen Kreis beschreiben. Spannen Sie dabei immer, wenn Sie nach vorne kommen, bewusst Ihre Bauchmuskeln an. Kreisen Sie auch hier ebenso oft im Uhrzeigersinn wie gegen ihn.

Beachten Sie auch

Die Bewegung beim Hula-Hoop findet vor allem im Becken statt. Ihr Oberkörper und Ihr Kopf bleiben während der gesamten Übung locker aufgerichtet.

Wenn Sie die Übung ohne Schuhe durchführen, haben Sie einen besseren Stand.

Am besten trainieren Sie mal mit Reifen und mal ohne. So können Sie die Vorteile beider Varianten für sich nutzen.

Bauchmassage

Schwierigkeitsgrad: leichte bis sehr leichte Intensität

Was zeichnet diese Übung aus?

Die Bauchmassage hilft Ihnen dabei, einen besseren Kontakt zu Ihrer Körpermitte herzustellen. Sie regt die Verdauung an und verbessert die Durchblutung.

Ausgangsstellung

Am besten führen Sie die Bauchmassage im Liegen durch. Dabei dürfen Sie es ruhig weich und bequem haben.

Legen Sie sich auf den Rücken, winkeln Sie die Beine an und stellen Sie die Füße auf. Ihren Kopf dürfen Sie mit einem kleinen Kissen stützen.

Reiben Sie Ihre Handflächen kräftig aneinander, um Sie anzuwärmen. Dann legen Sie Ihre Hände flach auf Ihren Bauch, spüren Sie ihrer Wärme nach.

So wird es gemacht

Sie beginnen die Massage, indem Sie sanft mit einer Hand um den Bauchnabel kreisen. Massieren Sie dabei im Uhrzeigersinn. Kreisen Sie von der rechten Hüfte nach oben über den Oberbauch zur linken Seite, dort hinab zur linken Hüfte und schließlich über den Unterbauch zurück zum Ausgangspunkt. Wiederholen Sie dies mindestens zehnmal.

Dann legen Sie beide Hände links und rechts auf Ihren Unterbauch. Streichen Sie Ihre Bauchmuskeln mit den Fingerspitzen in großen Kreisbögen zu den Körperseiten hin aus. Dabei wandern Ihre Hände langsam nach oben bis zum Rippenbogen. Streichen Sie an den Körperseiten zurück zur Ausgangssituation und wiederholen Sie diesen Teil der Massage einmal.

Danach kneten Sie zwischen Ihren Fingerspitzen und Daumen Ihre Körperseiten von den Rippen bis zur Hüfte. Lassen Sie Ihre Hände sanft zurückgleiten und wiederholen Sie dies einige Male.

Zum Abschluss der Massage legen Sie Ihre Hände nochmals nebeneinander auf Ihren Bauch. Atmen Sie mehrere Male tief bis in den Bauch und spüren Sie der Wirkung der Massage nach.

Beachten Sie auch

Am besten wirkt die Massage, wenn sie auf der nackten Haut durchgeführt wird.

Drücken Sie nicht zu fest zu, die Massage soll niemals Schmerzen verursachen. Lassen Sie Ihre Hände stets behutsam über die Haut gleiten.

Bei trockener Haut können Sie die Massage auch mit Massageöl durchführen. Am besten eignet sich dafür hochwertiges Mandel- oder Jojobaöl.

Abrollen im Sitzen

Schwierigkeitsgrad: leichte bis sehr leichte Intensität

Was zeichnet diese Übung aus?

Mit dieser Übung können Sie Ihre Bauchmuskeln trainieren, auch wenn Sie einmal keinen Platz zum Hinlegen haben wie zum Beispiel im Büro. Sie ist außerdem besonders gut für den queren Bauchmuskel, der den Bauch schön flach hält.

Ausgangsstellung

Die Übung wird im Sitzen durchgeführt, am besten auf einem feststehenden Stuhl mit gerader Sitzfläche.

Setzen Sie sich an die Vorderkante der Sitzfläche. Ihre Füße stehen hüftbreit flach auf dem Boden, die Knie befinden sich über Ihren Füßen. Ober- und Unterschenkel bilden einen rechten Winkel.

Richten Sie den Rücken auf, indem Sie den Brustkorb heben. Stellen Sie sich vor, Sie würden an der höchsten Stelle des Kopfes sanft nach oben gezogen.

Strecken Sie Ihre Arme waagerecht nach vorne aus. Ihre Handflächen zeigen zueinander. Spannen Sie leicht die Bauchmuskeln und die Muskeln Ihres Beckenbodens an.

So wird es gemacht

Atmen Sie aus, kippen Sie Ihr Becken nach hinten und neigen Sie langsam Ihren Rumpf nach hinten. Ihr Kopf bleibt dabei aufrecht, Ihre Arme sind weiterhin waagerecht ausgestreckt.

Beim Einatmen kehren Sie ebenso langsam in die Ausgangssituation zurück.

Wiederholen Sie dies viermal. Danach neigen Sie sich nochmals in die Endstellung und halten diese für acht Sekunden.

Danach kehren Sie in die aufrechte Sitzposition zurück. Nehmen Sie sich noch etwas Zeit, um einige Male tief bis in den Bauch hinein durchzuatmen und sich zu entspannen.

Beachten Sie auch

Falls Ihre Muskeln noch nicht kräftig genug sind, neigen Sie sich nur so weit, wie Sie die Bewegung kontrolliert durchführen können. Achten Sie darauf, nicht ins Hohlkreuz zu fallen.

Falls der Stuhl eine Rückenlehne hat, setzen Sie sich entweder seitlich darauf oder Sie neigen sich nur so weit zurück, bis Sie fast an die Lehne anstoßen.

Falls Sie auf einem Bürostuhl mit Rollen üben, achten Sie darauf, dass er nicht plötzlich wegrollt.

Seitbeugen

Schwierigkeitsgrad: leichte bis sehr leichte Intensität

Was zeichnet diese Übung aus?

Beim Seitbeugen werden besonders die schrägen Bauchmuskeln trainiert. Das strafft die Taille und außerdem stabilisiert es den Rumpf.

Ausgangsstellung

Die Übung wird im Stehen durchgeführt. Sie benötigen dafür ein geeignetes Gewicht beispielsweise eine Aktentasche oder eine gefüllte Einkaufstüte. Das Gewicht sollte nicht allzu schwer sein, sodass Sie die Tasche problemlos mit einer Hand halten können.

Stellen Sie sich aufrecht hin. Ihre Füße stehen etwa hüftbreit nebeneinander, die Fußspitzen zeigen nach vorne. Halten Sie Ihren Kopf in Verlängerung der Wirbelsäule aufgerichtet, als würden Sie an seiner höchsten Stelle sanft nach oben gezogen. Ihr Blick ist geradeaus gerichtet.

Nehmen Sie die Tasche in Ihre linke Hand. Ihre Arme hängen locker herab.

So wird es gemacht

Neigen Sie den Oberkörper etwas zur linken Seite, ohne ihn dabei zu drehen. Ihre linke Hand befindet sich nun höchstens eine Handbreite tiefer als zuvor.

Atmen Sie aus und richten Sie Ihren Oberkörper in die Ausgangsstellung auf. Setzen Sie die Bewegung zur rechten Seite fort, bis Ihr Oberkörper ebenso weit nach rechts geneigt ist wie zuvor nach links.

Beim Einatmen kehren Sie über die Ausgangsstellung in die nach links geneigte Haltung zurück.

Am Ende der letzten Wiederholung neigen Sie Ihren Körper nochmals nach rechts in die Endstellung und halten diese etwa acht Sekunden lang. Atmen Sie dabei gleichmäßig weiter.

Lösen Sie die Stellung auf und entspannen Sie sich kurz, bevor Sie die Tasche in die andere Hand nehmen und die Übung seitenverkehrt wiederholen.

Beachten Sie auch

Ihr Oberkörper zeigt gerade nach vorne. Neigen Sie sich zur Seite, ohne sich dabei in der Hüfte zu drehen.

Halten Sie während der ganzen Übung leicht Ihre Bauch- und Beckenbodenmuskeln angespannt, um nicht ins Hohlkreuz zu kommen. Ziehen Sie Ihre Schulterblätter leicht nach hinten und unten.

Ihr Oberkörper bewegt sich wie das Pendeln einer Uhr, aber nur ein kleines Stück zu jeder Seite. Achten Sie darauf, nicht in der Hüfte einzuknicken.

Der Säure-Base-Haushalt

Ja, dieses Thema gibt es auch noch, nur wird es viel zu selten angesprochen, obwohl es absolut entscheidend für die Gesundheit ist.

Der Säure-Bas-Haushalt wird mit pH-Werten angegeben. Die Skala geht von 0 bis 14. Alle Werte unter 7 sind sauer und alle Werte über 7 sind basisch oder auch alkalisch.

Jeder Teil unseres Körpers hat einen unterschiedlichen pH-Wert, bei dem er optimal funktioniert. Das menschliche Blut beispielsweise ist mit einem pH-Wert von ca. 7,4 leicht alkalisch. Der Magensaft hingegen hat einen Wert von 1 bis 2 und ist somit sauer.

Diese Werte haben nur sehr geringe Toleranzen und wenn diese überschritten werden, hat dies sehr schlechte Folgen auf den Körper. Es kann zu ständiger Müdigkeit, unreine und juckende Haut, Muskel- und Gelenkschmerzen kommen.

Es betrifft den gesamten Körper und kann im schlimmsten Fall lebensgefährlich sein.

Eine Untersäuerung des Körpers tritt aber nur sehr selten auf. Viel eher hingegen kommt es zu einer Übersäuerung. Im menschlichen Organismus entstehen Säuren durch verschiedene Prozesse. Zum einen beim Stoffwechsel.

Stellen Sie sich vor, Sie sind auf einem Fahrrad und fahren steil einen Berg hoch. Ihre Muskeln beginnen leicht zu brennen. Dies ist vielen von uns bekannt, nur was genau vor sich geht, dass wissen nicht wirklich viele von uns.

In Muskeln entstehen nämlich Säuren bei einem Verbrennungsprozess, bei dem zu wenig Sauerstoff vorhanden ist.

Allgemein entstehen beim Energiestoffwechsel Säuren. Diese zählen allerdings zu den sogenannten flüchtigen Säuren. Das bedeutet, dass sie vom Körper in Kohlendioxid umgewandelt werden können und mit der Atmung wieder ausgeschieden werden.

Komplizierter wird es bei den fixen Säuren. Bei ihnen funktioniert dieser Schritt nicht oder nur teilweise. Somit werden sie durch die Nieren im Urin ausgeschieden.

Diese Säuren entstehen größtenteils bei der Verwertung von tierischen Proteinen.

Wenn man also einen Großteil seiner Ernährung aus tierischen Produkten bezieht, kann es passieren, dass nicht alle fixen Säuren wieder ordnungsgemäß ausgeschieden werden können und Zellen und Organe im pH-Wert sinken, also saurer werden.

Was kann man also dagegen im besten Fall tun? Um den Säure-Base-Haushalt zu regulieren, hilft es, viel Gemüse und Obst zu essen. Auch sehr saures Obst kann behilflich sein, denn die Inhaltsstoffe von Obst und Gemüse bilden im Körper Basen, die die Säure neutralisieren können.

Nun ist es aber nicht so, dass man schon wegen einem Tag mit viel Fleisch und wenig Obst und Gemüse eine Übersäuerung befürchten muss. Der Körper verfügt über Basenspeicher, die die Säure neutralisieren können. Diese müssen aber regelmäßig mit ausreichend Basen aus der Ernährung wieder gefüllt werden.

Weitere Ursachen von Übersäuerungen können auch Bewegungsmangel oder Stress sein.

Der Kalorienbedarf

Um überhaupt abnehmen zu können, benötigen wir ein Kaloriendefizit. Aber wovon hängt der Kalorienbedarf eigentlich ab?

Der Kalorienbedarf als solcher gibt an, wie viel Energie der Mensch am Tag verbraucht. Die Energie, die benötigt wird, kommt nicht nur bei sportlichen Aktivitäten zum Einsatz, sondern bei jedem einzelnen Prozess im Körper.

Egal ob wir gerade Schlafen oder wach sind, uns bewegen oder nicht, der Körper wandelt immer Energie um und hört erst dann damit auf, wenn wir sterben.

Sofern die Energielieferung aufhört, werden auch schlagartig die Atmung oder der Herzschlag aufhören.

Der Kalorienbedarf ist natürlich nicht für jeden Menschen gleich, sondern hängt von vielen Faktoren ab.

Wir beginnen zunächst mit dem Ruhebedarf. Der Ruhebedarf an Kalorien gibt an, wie viele Kalorien der Körper ohne Aktivitäten wie beispielsweise Sport oder die Arbeit verbrennt. Auch dieser Wert kann von Person zu Person schwanken. Der Grund dafür ist der Energiestoffwechsel.

Er variiert von Person zu Person und ist zum Großteil genetisch bedingt, da die Schilddrüse hauptsächlich für die Steuerung des Stoffwechsels verantwortlich ist und je nach Veranlagung unterschiedlich viele Hormone ausschüttet.

Außerdem spielt die Muskulatur eine große Rolle beim Ruhebedarf. Sie verbrennen nämlich mehr Energie, auch wenn Sie gerade nicht arbeiten. Deshalb möchte der Körper auch nicht unbedingt Muskeln aufbauen, da dieser für Ihn nur eine Last und ein Energieverschwender ist.

Ein anderer Aspekt, der den Kalorienbedarf ausmacht, ist der Arbeitsumsatz.

Dieser Umsatz setzt sich aus den Anstrengungen, die der Körper jeden Tag bewältigen muss, zusammen. Dazu zählen Dinge wie zum Beispiel die Arbeit, ein Spaziergang oder auch das Fitnesstraining.

Auch hier gibt unterschiedliche Variationen, da sie abhängig vom Tagesablauf des Menschen ist.

Jemand, der von seiner Arbeit als Dachdecker mit dem Fahrrad nach Hause fährt und anschließend noch in ein Fitnessstudio geht, hat klar einen höheren Arbeitsumsatz als jemand, der einen einfachen Bürojob hat und nach der Arbeit nur noch faulenzt.

Nun müssen wir ermitteln, wie hoch unser Kalorienbedarf ist, um richtig mit ihm umzugehen.

Kalorienbedarf berechnen

Wie kann man den Kalorienbedarf eigentlich berechnen? Um diesen zu ermitteln, gibt es bereits zahlreiche Kalorienrechner im Internet. Diese sind meistens aber viel zu ungenau, da sie viele Faktoren überhaupt nicht berücksichtigen.

Eine Möglichkeit könnte demnach sein, einen Kalorienbedarf anhand von mehreren Online-Rechnern ausrechnen zu lassen und anschließend den Mittelwert von all diesen zunehmen.

Eine andere Methode wäre aber auch, den Bedarf bei einer Ernährungsberatung ermitteln zu lassen.

Zusätzlich hätten Sie auch die Möglichkeit, eine sehr aufwendige Methode auszuprobieren, die meistens aber ein sehr profitables Ergebnis hervorbringt. Die Rede ist von der empirischen Methode.

Damit ist gemeint, dass man seine täglichen Kalorien über einen gewissen Zeitraum dokumentiert und möglichst jeden Tag gleich viel Kalorien zu sich nimmt (hierfür gibt es gute Apps, die ich Ihnen in den folgenden Kapiteln vorstellen möchte) und sein Anfangs- und Endgewicht nach diesem Zeitraum vergleicht. Hat man nun zugenommen, liegt der tägliche Kalorienbedarf unter dem, was man zu sich genommen hat. Hat man abgenommen, liegt der Bedarf über dem Wert.

Nun wiederholt man das Verfahren mit einem angepassten Wert. Nimmt man nach der festgelegten Zeit weder zu noch ab, hat man seinen Kalorienbedarf ermittelt.

Der empfohlene Zeitraum beträgt mindestens 2 Wochen.

Das Kaloriendefizit – Abnehmen, aber nur wie?

Wie bereits erwähnt, ist der wichtigste Punkt das Kaloriendefizit. Egal welche Diäten Sie befolgen, ob Low Carb oder High Carb, intermittierendes Fasten oder Paleo, Sie müssen ein Kaloriendefizit haben, um überhaupt abnehmen zu können.

Ein Kaloriendefizit sollte nicht zu hoch angesetzt werden, weil man den Körper ansonsten nur in eine Notlage bringt und den Energiestoffwechsel herunterfährt. Folgen wären ein schwaches Immunsystem, starke Stimmungsschwankungen, Trägheit oder Müdigkeit.

Außerdem kann es bei solchen „Crash"-Diäten zum Jo-Jo-Effekt kommen. Durch die Unterversorgung des Körpers, wird nach dem Erreichen des Wunschgewichts sehr viel Fett als Reserve gespeichert, um eine solche Knappheit nicht noch einmal erleben zu müssen.

Der Stoffwechsel wird bis dahin nicht auf dem Höhepunkt sein und es besteht sogar die Gefahr, dass sie einbricht. Außerdem ist die Gefahr durch Heißhungerattacken ziemlich groß (Sie werden aber noch viele Techniken erfahren, wie Sie diese überwinden können).

Um diesem Effekt entgegenzuwirken, sollte man sich realistische Ziele setzen. Es ist auch für die Psyche eine große Hilfe, ein Ziel zu kennen und anzuvisieren. Schreiben Sie sich auf einem Zettel auf, wie viel Körpergewicht Sie in einem bestimmten Zeitraum abnehmen möchten.

Dafür müssen Sie aber natürlich Ihren Kalorienbedarf kennen. Wenn dieser bereits ermittelt wurde, können Sie mit einer leichten Reduktion von 200 bis 300 Kalorien beginnen.

Wenn Sie über einen Zeitraum von einer Woche beispielsweise merken, dass Sie dieses Defizit ohne große Probleme durchhalten können, dann können Sie auch mit dem Defizit auf 400 oder 500 Kalorien hochgehen. Dies können Sie so lange weiterführen, bis Sie das Defizit nicht mehr länger aushalten können. Auch sollten Sie darauf achten, nicht mehr als 1000 Kalorien Defizit am Tag zu haben. Alles darüber hinaus kann gesundheitsschädlich sein. Es ist natürlich nur logisch, dass diese Umstellung dem Körper nicht gefallen wird und dass er dies in Form von Hunger- und anfangs auch leichten Schwächegefühlen kundtun wird. Dagegen müssen Sie sich aber durchsetzen.

Mit der WOOP-Technik haben Sie bereits eine Möglichkeit kennengelernt, Ihre Ziele zu verwirklichen und nicht den Fokus auf das Wesentliche zu verlieren.

Im weiteren Verlaufe dieses Buches werden Sie aber noch viel mehr Techniken kennenlernen, um Ihren

Alltag so einfach und bequem wie möglich zu gestalten.

Hilfreiche Apps

Wer kennt es nicht? Es ist ein sehr aufwendiges Unterfangen seinen Kalorienbedarf zu ermitteln und täglich seine Lebensmittel zu notieren. Mittlerweile gibt es aber zahlreiche Apps, die sie bei ihrem Dilemma unterstützen werden. Die Apps, die ich Ihnen vorstellen möchte, habe ich zum Großteil selbst getestet und benutze Sie immer noch.

Eine dieser Apps, die ich auch täglich benutze, ist MyFitnessPal. Man kann auf dieser App seinen Kalorienbedarf eintragen, seine Lebensmittel eingeben, mit integriertem Scanner für die Barcodes der Lebensmittelverpackungen und Gewichtsänderungen dokumentieren.

Auch finden Sie hier eine Unterteilung und Übersicht über die Makro- und Mikronährstoffaufnahme. So haben Sie ständig einen Überblick, welche Nährstoffe Sie noch benötigen bzw. bereits zu sich genommen haben. Zusätzlich können Sie die App ebenso auf Ihrem PC nutzen, indem Sie sich auf der Seite von MyFitnessPal anmelden.

Falls Ihnen diese App nicht zusagt, können Sie auch folgende Apps ausprobieren, die ähnlich aufgebaut sind. Da gibt es zum einen FatSecret, Noom Coach, Fddb, YAZIO oder auch CaloryGuard.

Falls Sie öfters Spazieren gehen oder einen anderen Sport treiben, haben Sie auch die Möglichkeit, Ihren genauen Kalorienverbrauch zu berechnen und können diesen in Ihre Tagesbilanz einfließen lassen.

Eine solche App für das einfache Gehen ist MapMyWalk, welche sich sogar mit MyFitnessPal synchronisieren lässt. Die Apps Runtastic, Runkeeper und Gymondo sind für intensivere sportliche Aktivitäten bestens geeignet und ebenfalls zu empfehlen.

Wenn Sie auf der Suche nach leckeren, aber kalorienarmen Rezepten sind, ist die Chefkoch.de App die richtige für Sie. Hier finden Sie allerlei Rezepte. Die Usability ist hervorragend und die vielen Rezepte garantieren Ihnen eine große Abwechslung auf Ihrem Speiseplan.

Haftungsausschluss

Die Umsetzung aller enthaltenen Informationen, Anleitungen und Strategien dieses E-Books erfolgt auf eigenes Risiko. Für etwaige Schäden jeglicher Art kann der Autor aus keinem Rechtsgrund eine Haftung übernehmen. Für Schäden materieller oder ideeller Art, die durch die Nutzung oder Nichtnutzung der Informationen bzw. durch die Nutzung fehlerhafter und/oder unvollständiger Informationen verursacht wurden, sind Haftungsansprüche gegen den Autor grundsätzlich ausgeschlossen. Ausgeschlossen sind daher auch jegliche Rechts- und Schadensersatzansprüche. Dieses Werk wurde mit größter Sorgfalt nach bestem Wissen und Gewissen erarbeitet und niedergeschrieben. Für die Aktualität, Vollständigkeit und Qualität der Informationen übernimmt der Autor jedoch keinerlei Gewähr. Auch können Druckfehler und Falschinformationen nicht vollständig ausgeschlossen werden. Für fehlerhafte Angaben vom Autor kann keine juristische Verantwortung sowie Haftung in irgendeiner Form übernommen werden.

Urheberrecht

Impressum

2022

1. Auflage

Kontakt:

Martin Paetz

Gotthardstr.27

13407 Berlin

Printed in Poland
by Amazon Fulfillment
Poland Sp. z o.o., Wrocław

13115295R00063